09/09/15

D1555090

Agar-agar

ANNE DUFOUR y CAROLE GARNIER

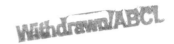

Agar-agar

La milagrosa dieta de Okinawa

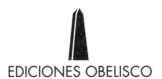

EDICIONES OBELISCO

Si este libro le ha interesado y desea que le mantengamos informado de nuestras
publicaciones, escríbanos indicándonos qué temas son de su interés (Astrología, Autoayuda,
Ciencias Ocultas, Artes Marciales, Naturismo, Espiritualidad, Tradición…)
y gustosamente le complaceremos.
Puede consultar nuestro catálogo en www.edicionesobelisco.com

*Los editores no han comprobado la eficacia ni el resultado de las recetas, productos,
fórmulas técnicas, ejercicios o similares contenidos en este libro. Instan a los lectores
a consultar al médico o especialista de la salud ante cualquier duda que surja.
No asumen, por lo tanto, responsabilidad alguna en cuanto a su utilización
ni realizan asesoramiento al respecto.*

Colección Salud y Vida natural
AGAR-AGAR
Anne Dufour y Carole Garnier

1.ª edición: abril de 2015

Título original: *Agar agar, la nouvelle arme antikilos*
Traducción: *Mireia Terés Loriente*
Maquetación: *Marga Benavides*
Corrección: *M.ª Ángeles Olivera*
Diseño de cubierta: *Enrique Iborra*

© 2007 LEDUC.S Éditions por acuerdo con MC,
Agencia Literaria, España
(Reservados todos los derechos)
© 2015, Ediciones Obelisco, S. L.
(Reservados los derechos para la presente edición)

Edita: Ediciones Obelisco, S. L.
Pere IV, 78 (Edif. Pedro IV) 3.ª planta, 5.ª puerta
08005 Barcelona - España
Tel. 93 309 85 25 - Fax 93 309 85 23
E-mail: info@edicionesobelisco.com

ISBN: 978-84-16192-56-4
Depósito Legal: B-7.733-2015

Printed in Spain

Impreso en España en los talleres gráficos de Romanyà/Valls S. A.
Verdaguer, 1 - 08786 Capellades (Barcelona)

Introducción

Érase una vez una isla paradisíaca en Japón llamada Okinawa. Sus habitantes disfrutaban de sus días felices, unos días larguísimos. Y por si no tuvieran bastante con llevarse la palma mundial de la longevidad, la felicidad y la buena salud, también ganaban de largo el concurso a la silueta más esbelta.

Esta historia no es un cuento; es cierta. El aspecto «esbelto» de nuestros amigos de Okinawa está confirmado de manera objetiva por su índice de masa corporal (IMC), la herramienta internacional para medir el (sobre)peso. Y la desesperante constatación es la siguiente: el IMC de un habitante de Okinawa es claramente inferior al del europeo medio y, por tanto, también al tuyo. En otras palabras: un habitante de Okinawa pesa entre 10 y 15 kilos menos que un europeo de la misma altura. ¡Y todavía mucho menos que un estadounidense! Para comparar tu peso con el de un habitante de Okinawa y verificar tu IMC, consulta el anexo de la página 177 (anexo IMC).

La silueta de ensueño de los habitantes de Okinawa
En Okinawa, que a partir de ahora será la famosa isla japonesa de los centenarios felices, no salen de su asombro. En

pocos meses, después del éxito aplastante del «Estudio de los centenarios de Okinawa»,[1] se han convertido en las personas a las que todo el mundo quiere imitar. Y la verdad es que causan envidia: padecen un 80 % menos de enfermedades cardiovasculares, cánceres y derrames cerebrales, y tienen unos índices de colesterol muy bajos; en pocas palabras: poseen una magnífica salud. Pero eso no es todo. ¿Conocen en Okinawa las expresiones «kilos de más» o «sobrepeso»? En absoluto. El habitante de Okinawa «de pura cepa» está delgado toda la vida. ¿El resultado? Mientras que nosotros ganamos 10,7 kilos «de forma natural» entre los 20 y los 50 años, el habitante de Okinawa mantiene un peso estable o… adelgaza. Se debe a que se alimenta de forma ideal, se mantiene activo, cuida de las plantas, estira el cuerpo (taichí, artes marciales), sus pasiones lo rejuvenecen o tiene un sistema social y amical extremadamente desarrollado. En definitiva, por muchas razones. Y una de ellas en particular causa furor en todo Japón cada primavera: el agar-agar.

El agar-agar, que se extrae de una pequeña alga, es una gelatina vegetal natural que aumenta de volumen en el estómago. Te puedes imaginar el resultado: inhibe el apetito. Y también posee otras muchas propiedades extraordinarias que descubrirás en este libro. Haz como en Okinawa y aprende a sacarle todo el partido y a integrarlo en tu alimentación de una forma sencilla.

---

1. Se ha hecho un seguimiento médico a centenares de habitantes de Okinawa durante toda su vida. Financiado por el Ministerio de Salud de Japón, el estudio lo iniciaron los doctores Makoto Suzuki, Bradley Willcox y Graig Willcox en 1976. El «Estudio de los centenarios de Okinawa» ha dado lugar a varios centenares de publicaciones en diarios médicos.

La dieta de las algas o el «régimen del agar-agar»

«¿Por qué las mujeres japonesas no engordan?», se preguntan las mujeres occidentales. La dieta de las algas nos ofrece parte de la respuesta. No obstante, en la actualidad, la locura por las algas adelgazantes ya ha traspasado las fronteras japonesas. Precedida por su merecida reputación, la pequeña alga roja ha dado la vuelta al mundo. Ha seducido a América y ahora desembarca en Europa. Sin embargo, como dice el dicho, al César lo que es del César, de manera que Japón sigue siendo el origen de esta alga. Hay que añadir que el país nipón consume varias algas de forma habitual, y no sólo el alga nori (el alga negra y flexible de los *sushis* y otros *makis* que son tan bien conocidas por todos). Para ellos, el alga nori es tan habitual como para nosotros la lechuga.

En el país del Sol Naciente, cada primavera, la dieta de las algas (o del «agar-agar») destrona a las dietas de moda: Atkins, Miami, South Beach y otras dietas bajas en carbohidratos. Las japonesas (y también algunos japoneses), que son muy astutas, y que están preocupadas por la línea, prefieren adquirir agar-agar en las tiendas para perder de forma rápida varios kilos antes del verano. ¡La liquidación de existencias está asegurada! Ellas confían en esta alga, un ingrediente clásico de la cocina tradicional de Okinawa y del resto de Japón. La inocuidad y el placer son la clave.

Para ayudarte a imitarlos, te hemos simplificado al máximo la tarea: ¡te lo explicamos todo! ¿Dónde comprar agar-agar, cuánto cuesta, cómo utilizarlo, en qué dosis, qué puedes esperar…? Y para que se te haga la boca agua, nuestras 40 recetas se han concebido exclusivamente con ingredientes «normales» que podemos encontrar en cualquier super-

mercado. Y, con cada receta, añadimos el «toque Okinawa», dirigido a los aventureros del gusto, ¡como si estuvieras allí!
Incluimos:

- sabores y colores «de casa»;
- alimentos «adelgazantes» que han sido testados (pág. 45),
- recetas de éxito asegurado (pág. 81);
- 40 menús ligeros y equilibrados (pág. 25);
- una semana completa de «dieta de las algas» (pág. 21);
- la receta de la bebida mágica antikilos (pág. 21);
- ideas para eliminar líquidos (pág. 71).

Esta gelatina vegetal excepcional nos abre la puerta a muchas delicias, a magníficas tarrinas muy sencillas de elaborar, a postres increíblemente refrescantes, a infinidad de flanes listos en un abrir y cerrar de ojos, a *mousses*… ¡Gracias al agar-agar, por fin es posible ser goloso y adelgazar!

Agar-agar, el compañero indispensable para adelgazar

Al principio, nosotras también nos hicimos las mismas preguntas que tú: «¿Qué es esa cosa con un nombre tan curioso y cómo puede ayudarme?». Y ahora tenemos las respuestas. Todo lo que debes saber acerca del agar-agar en 24 puntos.

¿Qué es el agar-agar?

Es una gelatina cien por cien vegetal que se extrae de las algas rojas. Nosotros solemos adquirirlo casi siempre en forma de polvo blanco. Sin embargo, en las tiendas de productos asiáticos también es posible encontrarlo en filamentos. El agar-agar es cien por cien natural.

En cuanto a su curioso nombre, *agar-agar* proviene del malayo y significa «gelatina obtenida a partir de un alga roja». En Japón lo llaman *kanten*, que quiere decir «tiempo frío» y, en China, *dongfen* o «polvo gelatinoso». ¡Qué poético! Aunque también podemos encontrarlo bajo la denominación de *mousse* de Japón, agar de Ceilán, gel de agar o incluso... E 406 en las etiquetas de los alimentos. Hace mucho tiempo que la industria alimentaria lo utiliza como aditivo absolutamente inofensivo.

A CADA ALGA SU AGAR-AGAR...

Y a cada agar-agar sus propiedades. La familia de las algas de las que se extrae el agar-agar es muy amplia. Consta de muchos miembros. Sin embargo, el producto final difiere dependiendo de la calidad del alga y el tratamiento a la que la sometamos.

Cerca del 90% de la producción de agar-agar termina en nuestros platos. El 10% restante se utiliza en distintas industrias, básicamente en la agrícola (protección de las semillas), la farmacéutica (excipientes de muchos fármacos, propiedades laxantes y protectoras de la mucosa), la odontológica (moldes) y la bacteriológica (como sustrato de base, gracias, sobre todo, a las extraordinarias propiedades antibacterianas del agar-agar).

¿Cómo se elabora? ¿De dónde procede?

No se elabora, sino que se cosecha. El método de extracción del agar-agar es el más simple, mecánico y natural del mundo. Las algas[2] se recogen en la costa (en nuestro caso, en la costa vasca), se enjuagan, se cuecen en agua hirviendo

---

2. Por ejemplo, *Rhodophyta*, *Verrucosa*, *Gelidiella*, *Gelidium*, *Glacilaria*, *Pterocladia* o *Sphaerococcus euchema*.

(100 °C), se esterilizan, se secan y se reducen a polvo. ¡Así de fácil!

En Japón, primer país productor y consumidor, se hace exactamente de este modo. Y desde hace muchos siglos. Lo mismo ocurre en muchos otros rincones del mundo, porque en la mayor parte de costa del planeta se encuentran algas «con agar-agar»: orillas francesas, españolas, portuguesas, marroquíes, del océano Índico o Pacífico… El agar-agar no tiene fronteras.

¿Cuándo y cómo se descubrió?

Según la leyenda, su descubrimiento se remonta al siglo XVII, exactamente en el año 1658, en lo más recóndito de Japón. En pleno invierno, un oficial japonés reservó una habitación en un albergue y cenó un plato tradicional a base de algas. El propietario del albergue tiró las sobras al exterior, a la nieve. Durante la noche, la preparación se congeló, después se descongeló y se secó al sol durante los días posteriores, produciendo una sustancia porosa y seca. Muy intrigado, el propietario del albergue la recuperó y la hirvió en agua. De ahí obtuvo una gelatina blanca y pura. Había nacido el agar-agar. Fue el primer extracto de alga purificado de la historia.

¿De qué está constituido?

Esencialmente, de fibras solubles. En la composición del alga roja, el agar-agar sirve de «esqueleto»; es una parte integrante de las paredes celulares.

Composición del agar-agar (según las marcas, la composición nutricional puede diferir ligeramente)	Por cada 100 g (1)
Calorías	335
Índice glucémico (2)	15
Proteínas	0,3 g
Lípidos	0,1 g
Glúcidos (3) = (fibra soluble)	83,2 g
Calcio	500 mg
Potasio	13 mg
Magnesio	12,3 mg
Hierro	5 mg
Fósforo	8,5 mg

(1) Cantidad consumida habitualmente: entre 2 y 4 g/l de líquido

(2) El índice glucémico (IG) indica, entre otras cosas, la capacidad de un alimento para «engordar». Se sitúa entre 0 (ayuda a adelgazar) y 100 (favorece el sobrepeso). El IG del agar-agar es 15, lo que lo convierte en un alimento muy indicado para adelgazar.

(3) Sí, habéis leído bien: 83,2 g de glúcidos, pero no tienen nada que ver con los del pan, las patatas o los caramelos. Dentro de la gran familia de los glúcidos, también se encuentra la fibra, y ésos son los glúcidos del agar-agar.

LA OPINIÓN DEL ESPECIALISTA
DOCTOR PIERRE NYS, ENDOCRINÓLOGO
ESPECIALIZADO EN DIABETES Y NUTRICIONISTA

El doctor Pierre Nys afirma: «La fibra soluble del agar-agar permite comer menos sin tener hambre. Además, el gel que se forma en el estómago absorbe parte de las grasas y los azúcares de los alimentos, con lo que reduce la asimilación de las calorías y permite disminuir los niveles de colesterol, triglicéridos y "grasas malas". Y lo mejor es que este tipo de fibra ayuda a equilibrar la glucemia; es decir, evita los frecuentes ataques de hambre en las dietas que no son equilibradas».

¿Cuáles son sus propiedades adelgazantes?

Sí, podemos hablar en plural, porque el agar-agar:

1. Aporta 0 calorías, o casi. Sólo aporta 3 calorías por gramo, para ser precisos, de las cuales eliminamos la mayoría. Así pues, es ligero como una pluma.
2. Al estar constituido por fibra en un 80 %, aumenta de volumen en el estómago y, por tanto, controla el apetito. Después de haberlo tomado, es casi imposible terminarse el plato porque el estómago está lleno. Y este hecho «ahorra» muchas calorías. La dietista Mary Beth Augustine, del *Continuum Health Partner*[3] ha cuantificado esta «pérdida seca» en 325 calorías al día.
3. ¡Todavía hay más! La fibra del agar-agar, como el resto de fibra soluble (presente en la mayoría de frutas y legumbres, aunque en dosis mucho menores), absorbe una parte de las grasas y los azúcares, con lo que reduce toda-

---

3. El Continuum Health Partner es un sistema médico único en el mundo. Sin fines lucrativos, es una organización comprometida con curar a los enfermos, con independencia de su estado, edad o condición. Agrupa 5 hospitales reconocidos por su seriedad: el Beth Israel Medical Center, el Roosevelt Hospital, el St. Luke Hospital, el Long Island College Hospital y el The New York Eye and Ear Infirmary. Consulta su página web: www.wehealnewyork.org

vía más la asimilación de calorías por parte del organismo; una disminución que hay que añadir a las 325 calorías que hemos dejado de ingerir y que hemos explicado en el punto 2.

Y, en definitiva, menos cuantificable pero muy real

1. Permite la elaboración de preparaciones deliciosas y muy bonitas a base de frutas y verduras. Otra forma de apreciar estos alimentos altamente indispensables para la salud y el mantenimiento de la talla sin tener la sensación de que nos están castigando…
2. Da consistencia a todo lo que toca. Todos sabemos que es más fácil sentirse saciado cuando comemos algo sólido que algo líquido: un vaso de refresco apenas nos llena y un cuenco de compota sacia menos que una manzana cruda. Y el aspecto visual también influye mucho: un plato de sopa hace que, psicológicamente, tengamos «hambre». Gracias al agar-agar, vas a poder espesar y dar volumen a cualquier plato ligero normal sin añadir calorías (en realidad 7 calorías por saquito de agar-agar que incorporemos, para ser exactos. ¡Casi nada!).
3. Al mantener intactos los sabores de los alimentos y gracias a sus propiedades altamente antibacterianas, nos permite utilizar muchísimo menos azúcar, sal y grasas.

¡Parece mágico!

El agar-agar tiene muchas propiedades beneficiosas. Sin embargo, no hay que caer en las siguientes trampas:

- A veces, leemos que el agar-agar quema las grasas sin necesidad de hacer deporte. Evidentemente, es falso.
- También hay quien dice que es rico en hierro y calcio. ¡Eso es intrínsecamente cierto! Por ejemplo, 100 g de agar-agar aportan 5 mg de hierro y 400 mg de calcio (es decir, unas cuatro veces más que la leche). Pero, teniendo en cuenta que no solemos consumir más de 3 g al día, hay que relativizar dichos aportes nutricionales. Así pues, no es del todo cierto. El agar-agar no es una gran fuente de calcio, ni de hierro.

¿Cuántos kilos podemos perder con el agar-agar?

Todo depende de tu situación personal y de la frecuencia con que consumas esta alga. Si la integras en tu alimentación cotidiana, puedes perder entre 1 y 3 kilos en 2 o 3 semanas.

Diviértete con esta sorprendente ayuda culinaria, cuyo uso, además, es de una simplicidad desconcertante. Y disfruta de terrinas geniales, flanes deliciosos, *mousses* muy elaboradas o una infinidad de postres extremadamente ligeros (y preciosos), todos con un aporte calórico mínimo, puesto que el agar-agar permite preparar maravillas sin azúcar, sin grasas y sin sal, o casi. Jamás habrías soñado ser tan buen cocinero, ¡pero sí! Con el agar-agar, adelgazar se convierte en un auténtico placer.

Por supuesto, es muy recomendable consumirlo junto a alimentos «amigos de la línea» (*véase* página 45), con el fin de, por un lado, aumentar la pérdida de peso y, por otro, comer de forma equilibrada y proteger la salud. Porque, aunque ya lo sepas, un pequeño recordatorio no te hará daño: el agar-agar no sustituye a una alimentación variada y equilibrada. Ése es el objetivo de este libro. Sin embargo, puedes pensar que con ese tipo de alimentación ya adelgazas. Entonces, ¿cómo se puede saber si el agar-agar aporta algo más? A continuación se proporciona la respuesta.

¿Existen pruebas de que «funciona»?

Para verificar si eran ciertos los innumerables testimonios que ensalzaban al agar-agar, los investigadores realizaron un estudio[4] que ha sido muy comentado, básicamente en Japón, que es el principal consumidor de agar-agar. El objetivo era asegurarse de que esta alga aportaba un «plus» con respecto a un régimen «clásico». Los investigadores dividieron a 76 personas obesas (con intolerancia a la glucosa y con diabetes tipo 2) en dos grupos. El grupo 1 siguió los consejos dietéticos habituales, mientras que el grupo 2 siguió los mismos consejos, y, además, consumió agar-agar. Doce semanas después, los resultados hablaban por sí mismos.

---

4. *Effects of agar (kanten) diet on obese patients with impaired glucose toloerance and type 2 diabetes* («Efectos de la dieta del agar-agar en pacientes obesos con intolerancia a la glucosa y diabetes tipo 2»). *Maeda,* H.; Yamamoto, R.1; Hirao, K.1; Tochikubo, O.2. Publicado en *Diabetes, Obesity and Metabolism,* volumen 7, número 1, enero 2005, págs. 40-46(7).

	Grupo 1 Sólo régimen	Grupo 2 Régimen + agar-agar
Pérdida de peso	−1,1 kilo	−2,8 kilos
IMC* (Índice de masa corporal)	−0,5	−1,1
Colesterol	+2,4	−7,6

*Recordatorio: el IMC (índice de masa corporal) es, en la actualidad, el cálculo más fiable para saber si tenemos sobrepeso y en qué medida. En el estudio realizado, los participantes «pierden» un 1,1 (columna de la derecha). Parece poco, pero es mucho, y más del doble que 0,5 (grupo 1. Sólo régimen). Se dice que cada punto de más aumenta un 6% el riesgo de sufrir un infarto vascular cerebral, ¡y eso da una idea de la importancia vital de mantener un IMC lo más bajo posible! Para conocer tu IMC, consulta el anexo de la pág. 177.

La conclusión de los investigadores es la siguiente: «El "régimen del agar-agar" implica una mayor pérdida de peso gracias a la disminución prolongada de los aportes calóricos y mejora los parámetros metabólicos». O, dicho de otra forma, el agar-agar no sólo adelgaza y reduce la ingesta de calorías, sino que además mejora los parámetros esenciales para la salud, sobre todo los cardíacos. ¡Nadie tendrá ninguna queja!

¿Es fácil de utilizar?

¡Es un juego de niños!

1. Puedes preparar una bebida caliente (té, agua con limón, café, infusión, caldo, sopa) con agar-agar y tomarla a sorbitos antes de comer. Modo de empleo: simplemente, añade 1 g de agar-agar (enseguida te acostumbrarás a pesar «a ojo») al líquido hirviendo, deja que hierva durante 1 minuto, mezcla bien y tómate la bebida de inmediato.

No te preocupes: la bebida seguirá siendo líquida y mantendrá el mismo color y el mismo sabor, porque el agar-agar se solidifica cuando desciende de los 40 °C.

2. Puedes añadirlo a los platos calientes (arroz, pasta, legumbres...) 1 minuto antes de terminar la cocción y, a continuación, debes mezclarlo bien. Con este «aditivo», te saciarás antes.

3. O puedes preparar una de nuestras deliciosas recetas ligeras y equilibradas y conseguirás un «doble efecto»: adelgazarás y cuidarás de tu salud (método recomendado).

Un gramo de agar-agar al día es una buena dosis media. La dosis máxima, en la forma que sea, son 3 g al día; es decir, una taza antes de cada comida. Si lo cocinamos, 1 g corresponde a unos ¾ de litro de líquido (3 cuencos grandes de sopa o 5 terrinas, dulces o saladas).

¿Cómo se hace el «régimen del agar-agar»?

El principio de la *Seaweed Diet* es consumir cada día, durante una semana (o más), una «bebida mágica» antes de la comida principal.

Para reforzar los efectos adelgazantes, puedes añadir entre 1 y 2 porciones de agar-agar a la comida en forma de terrina, *mousse*, flan o cualquier otra receta de este libro (*véanse* menús). Por supuesto, debes controlar de forma estricta el resto de tu alimentación, que debe ser variada y equilibrada. Proponemos una semana de menús, ideal para perder unos kilos de forma rápida, asumiendo que, a partir de entonces, deberás mantener el lema «frutas y verduras, proteínas magras» para no recuperar esos kilos.

A partir de la segunda semana, podrás «flexibilizar» un poco la *Seaweed Diet* e introducir un poco de pan, arroz y/o pasta, aunque deberás respetar el principio de que el acompañamiento sistemático debe ser una verdura «verde», con o sin féculas.

«BEBIDA MÁGICA DE AGAR-AGAR».
MODO DE EMPLEO

Añade 1 g de agar-agar a un líquido hirviendo (té, agua con limón, café, infusión, caldo, sopa), mezcla bien y consúmela antes de que la temperatura descienda hasta los 40 °C (gelificación). Toma una taza al día, entre 10 y 20 minutos antes de la comida principal. No te preocupes: la bebida permanecerá líquida y el agar-agar no modificará ni el color ni el sabor.

Menús para una semana

DÍA 1

††† Desayuno
1 té verde
1 huevo pasado por agua
1 porción de queso fresco
1 taza de frutos rojos

††† Almuerzo
1 «bebida mágica»
2 tomates «con pimienta»

1 pechuga de pollo + judías verdes al gusto
1 cuenco de fresas

♙ Cena
1 porción de terrina jardinera
100 g de mejillones o gambas con cilantro + ensalada verde
1 yogur natural

DÍA 2

♙ Desayuno
1 té verde
2 lonchas de jamón
1 terrina de «manjar blanco a la flor de naranjo»

♙ Almuerzo
1 «bebida mágica»
6 *sushis*
ensalada de pepino y tomate al gusto
1 melocotón

♙ Cena
zanahorias ralladas (con zumo de limón)
merluza + calabacines al tomillo
1 queso fresco + mermelada de fresas ultraligera

DÍA 3

♙ Desayuno
1 té verde
1 porción generosa de queso de cabra ligero
1 flan a la lavanda o a la bergamota

ᵚᵚ Almuerzo

1 «bebida mágica»

1 bistec + tomates provenzales

1 puñado de canónigos

2 kiwis

ᵚᵚ Cena

1 menú japonés básico (sopa/ensalada de col picada/brochetas de pollo)

2 albaricoques

DÍA 4

ᵚᵚ Desayuno

1 té verde

1 cuenco de copos de avena con leche (o leche de soja, con un poco de canela)

ᵚᵚ Almuerzo

1 «bebida mágica»

1 carpaccio de salmón + ensalada verde

¼ de piña

ᵚᵚ Cena

1 porción de terrina jardinera

1 escalopa de ternera + champiñones

1 copa de fresas a la menta

DÍA 5

ᵚᵚ Desayuno

1 té verde

jamón cocido + mozzarella

1 terrina de áspic con frutas

¶ Almuerzo

1 «bebida mágica»

1 parrillada de wok (pavo salteado y verduras picadas)

1 yogur natural

¶ Cena

verduras crudas (con zumo de limón)

pollo al limón + brócoli

1 manzana asada (con canela)

DÍA 6

¶ Desayuno

1 té verde

2 huevos revueltos (+ beicon magro a la plancha, opcional)

1 queso fresco + mermelada de fresa ligera

¶ Almuerzo

1 «bebida mágica»

1 brocheta de buey al romero + berenjenas y tomates

1 taza de frutos rojos

¶ Cena

1 ensalada completa (lechuga, maíz, atún, aceitunas, trozos de hinojo, rábano...)

2 ciruelas

DÍA 7

¶ Desayuno

1 té verde

muesli + leche (o leche de soja)

1 nectarina

ⵟ Almuerzo

1 «bebida mágica»

12 ostras (u otros moluscos)

1 ensalada grande de judías verdes + 1 yogur + 1 rodaja de limón

ⵟ Cena

1 porción de terrina jardinera

1 sopa de pollo + sopa de fideos y cilantro

1 cuenco pequeño de frambuesas

COMENTARIOS

– Para el flan a la lavanda o a la bergamota, *véase* pág. 73 (El agar-agar y los aceites esenciales).

– Si al final de la comida no tienes apetito para comerte la fruta (o el postre), no te fuerces. Resérvalo para más adelante, para un «pequeño antojo». Si el antojo es más grande, no lo dudes y prepárate una bebida mágica de agar-agar en cuanto el hambre haga acto de presencia.

– Se puede tomar tanta cantidad de té verde como se quiera (con un máximo de tres tazas al día), como se prefiera: natural, con jazmín o cualquier otra aromatización. Pero, sobre todo, sin azúcar, edulcorantes, leche ni ningún otro aditivo. Excepto si es la base de tu bebida mágica, en cuyo caso le añadirás, como es evidente, agar-agar.

40 menús para seguir la dieta del agar-agar

Elaborados minuciosamente a partir de las recetas de este libro (en forma de menús), estos cuarenta menús ligeros y equilibrados te permitirán seguir tu cura «al agar-agar» una vez superada la fase de ataque. Se trata de una alimentación más flexible, con féculas y aceites para aliñar, donde podrás comer tantas verduras, crudas o cocidas, como quieras. ¡Y no te olvides de la «bebida mágica» antes de la comida principal!

1

Canapés de pepino a la *mousse* de salmón
Berenjenas al vapor + filete de bacalao fresco
Queso fresco 0% + ciruelas

2

Caramelos de zanahoria confitados
Coles de Bruselas al vapor + tortilla (de 2 huevos)
Manzana

3

Flan de berenjena con aceitunas
Bulgur + brocheta de pollo al curry
Compota de melocotón

4

Flan de verduras «dos gustos»
Mezcla de lechugas + caballa al vino blanco
Ensalada de fresas con zumo de naranja

5

El imprescindible huevo en gelatina

Macedonia de verduras con dados de jamón

Compota de manzana

6

Pequeño flan de cabra «peso pluma»

Judías verdes con mantequilla + *filet mignon*

Un trozo de sandía

7

Mini flan de pepino con queso fresco y pimienta

Tomates provenzal + brocheta de buey

Nectarinas

8

Vaso pequeño de guisantes

Puré de calabaza + rodaja de salmón al vapor

Yogur 0% + cacao en polvo

9

Tartaletas «extra ligeras» de zanahoria, champiñones y huevas de salmón

Puré de brócoli + pierna de cordero sin grasa

Racimo de uvas

10

Terrina de dos coles

Ensalada de judías blancas (+ 1 cucharadita de aceite de oliva) + pechuga de pollo fría

Pera pochada + canela

11

Terrina jardinera

Ensalada de canónigos + lonchas de jamón de pato + huevo escalfado

Albaricoques

12

Crema fresca de calabacín con dados de zanahoria

Arroz + curry de bacalao fresco

Queso fresco 0% + frambuesas

13

½ pomelo

Fideos gruesos y lentejas en conchas grandes + ensalada verde

Manzana al horno + canela

14

Corazones de alcachofa en ensalada + 1 cucharada de aceite de oliva

Flan de castañas y jamón

Pera pochada

15

Ensalada de garbanzos + comino en polvo

Terrina de pollo al estragón + ensalada verde

Gajos de naranja con canela

16

Ensalada de pepino a la menta

Timbal de bacalao anisado + ensalada verde + sémola

Papillote de dados de frutas + cuadrado de chocolate

17

Tabulé (1 cucharada de bulgur, tomate, perejil, 1 cucharadita de aceite de oliva)

Timbales de pollo guisado + ensalada verde

½ mango + canela

18

Sopa de tomate

Timbales de salmón ahumado con puerros + arroz

Ensalada de kiwis y naranja

19

Bastones de verduras + salsa de queso fresco 0% y finas hierbas

Timbales Niza para cinturas de avispa + ensalada verde

Compota de ruibarbo + fresas frescas

20

Hinojo (cocido al vapor) en vinagreta (1 cucharadita de aceite de oliva + limón)

Corona de calabaza con bacalao ahumado + ensalada verde

Pera

21

Germinados de soja en ensalada + dados de pollo cocido + zumo de limón y salsa de soja

Vaso de habas y gambas

¼ de piña

22

Brócoli con vinagreta (1 cucharadita de aceite de oliva + zumo de limón)

Arroz basmati + filete de bacalao con perejil

Áspic con fruta sin azúcares añadidos

23

Ensalada de tomate + 2 aceitunas negras picadas

Judías verdes + carne picada al 5%

Manjar blanco a la flor de naranjo

24

Sopa de puerros

Puré de zanahoria + loncha de jamón

Queso fresco cubierto con mermelada de fresa ligera

25

Tzatziki (pepino rallado + yogur 0%)

Guiso de verduras + escalopa de pavo a la plancha

Crema de fresas y ruibarbo

26

Ensalada de pepino y maíz

Verduras en juliana (congeladas) + filete de trucha en papillote

Crema de cacao «cero kilos»

27

Ensalada de canónigos y tomates cereza + 1 cucharada de aceite de oliva

Gratinado de calabacines (con leche, huevo y parmesano) + dados de jamón

Semicírculos de melón con frambuesas y almendras doradas

28

Puerros con vinagreta (1 cucharada de aceite de oliva + zumo de limón)

Zanahorias al vapor con perejil + filete de ternera grueso

Falsa *panacotta* de mango

29

Ensalada verde y corazones de palmitos

Brócoli al vapor + rodaja de salmón a la papillote

Flan de frijoles «especial bikini»

30

Zanahorias ralladas + 1 cucharada de aceite de nuez + zumo de limón

Coliflor al vapor con salsa de tomate + pechuga de pollo a la plancha

Pastel de arroz «mini calorías»

31

Apio rallado + cucharada de aceite de nuez + zumo de limón

Espaguetis con atún (natural) y salsa de tomate

Helado de albaricoque

32

Ensalada de col blanca rallada

2 patatas al vapor + filete de bacalao fresco con alcaparras

Mini marquesas de cerezas

33

Ensalada de remolacha + 1 cucharada de aceite de nuez

Espinacas con dados de jamón + 1 cucharadita de nata ligera 8%

Cremosos de manzana y ciruela

34

½ melón

Arroz + filete de asado de cerdo (sin grasa)

Mousse de limón y pomelo rosa

35

1 alcachofa con vinagreta (1 cucharada de aceite de nuez + zumo de limón)

2 rodajas de salmón ahumado + ensalada variada

Pequeños *fondants* de tapioca con fresas

36

Ensalada de arroz y gambas + zumo de limón

Salsifí con salsa de tomate + brocheta de pollo

Macedonia con infusión de verbena

37

Rábanos con pimienta

Nabos con perejil + filete de pato sin grasa

Ensalada de mango con dados de té verde

38

Ensalada de col morada rallada + 1 cucharada de uvas pasas + zumo de limón

Lentejas + ¼ de lacón sin grasa

Sopa de cerezas con gelatina de especias

39

Ensalada de pepino

Lonchas de buey salteadas y judías pintas

Tartaletas «más que ligeras» de manzana-higos

Sopa de *miso*
Ensalada de coliflor rallada
6 *sushis*
Terrina de melocotón al jazmín «cintura de maniquí»

¿Qué diferencia hay con la gelatina clásica?

El agar-agar es más firme y más «fuerte» que la gelatina clásica. Y es del todo antibacteriano. Por eso, los laboratorios de todo el mundo trabajan con agar-agar en sus placas de Petri (*véase* «¿Qué es el agar-agar?», pág 11) y no con gelatina de origen animal. Además, ¿sabías cómo se elabora la gelatina de origen animal? El proceso de producción es muy poco apetitoso. En resumen, en la gelatina animal predominan ante todo las proteínas (de hecho, es prácticamente lo único que tiene), mientras que el agar-agar sobre todo aporta fibra y casi ninguna proteína, lo que explica que sea inocuo para las personas alérgicas.

Por tanto, son dos productos muy distintos para dos usos también muy diferentes.

¿Qué diferencia hay con la pectina?

La pectina también es una gelatina natural que se extrae de vegetales, como el agar-agar. Se encuentra en determinadas frutas, principalmente en el membrillo, la grosella, la mora, la manzana, la ciruela y la uva. Facilita la «solidificación» de mermeladas y gelatinas, y evita la cristalización de los sorbe-

	Gelatina clásica	**Agar-agar**
Está constituido, ante todo, por...	Proteínas (casi un 90%), entre un 1 y un 2% de minerales y un 8% de agua.	Fibra soluble (80%). El resto son minerales y agua.
Se extrae de...	Huesos, piel y ligamentos de animales (80% de cerdo, 15% de ternera y 5% de aves o pescado).	Algas
Calorías/100 g	350	335

Tipo de extracción
Alta tecnología, procedimiento complejo:
desengrasado con agua hirviendo + triturado + secado a 100 °C + descalcificación (con ácido clorhídrico) + neutralización (con antiácido) + lavado + tratado con sosa cáustica + segunda neutralización con antiácido + extracción, filtrado y concentración (a altas temperaturas).
Método ancestral:
calentamiento + esterilización + deshidratación.

	Gelatina clásica	**Agar-agar**
Beneficios para la salud	Útil para los huesos y la movilidad articular. Beneficiosa para el cabello y las uñas.	Efectos adelgazantes comprobados, útil para calmar el apetito, ideal para controlar la glucemia y bajar los niveles de colesterol. Desintoxicante (quelante).
Restricciones de uso	Se degrada por las enzimas de determinados alimentos (evitar la piña, la papaya y el kiwi frescos).	Los alimentos muy ácidos (cítricos) empeoran las propiedades para solidificar.
Sabor	Neutro.	Neutro (según algunos cocineros, el agar-agar permitiría una mejor liberación de los aromas en boca).

Para obtener la misma calidad gelatinosa, utilizamos entre 2 y 3 veces menos de agar-agar que de gelatina clásica. Además, el agar-agar posee un poder saciante 6 veces superior que la gelatina.

tes. La industria alimentaria la denomina E 440 y la utiliza por sus propiedades solidificantes.

Al contrario que el agar-agar, la pectina solidifica particularmente en un medio ácido (todas las cocineras saben que, para conseguir una buena mermelada, hay que obtener un buen equilibrio entre la pectina y la acidez de la fruta, sin olvidar una densidad suficiente de materia seca).

Encontramos muchos suplementos alimentarios a base de pectina de frutas. El precio es elevado para un bote de 100 cápsulas. ¡Comparado con el agar-agar, es muy cara y poco lúdica!

Para obtener la misma calidad gelatinosa, utilizamos 10 veces menos agar-agar que pectina. Y necesitamos mucho menos azúcar. Tú decides con qué quieres elaborar tus mermeladas ligeras (sin aditivos químicos), súper fáciles y perfectas para la línea. Echad un vistazo a nuestra mermelada de fresa ligera de la pág. 134.

¿En qué se diferencia del konjac?

En Okinawa, el *konnyaku*, una especie de bloque gelatinoso que se elabora sobre todo con konjac, es muy apreciado. El konjac es un suplemento culinario muy parecido a nuestros productos clásicos para ligar alimentos (fécula de patata o de maíz, harina, mezcla de mantequilla y harina, harina de maíz, maicena, crema de arroz, huevo…). Sin embargo, existe una gran diferencia: el konjac aporta cero calorías, o casi, y es capaz de absorber más de 100 veces su peso en agua. Extraído de las raíces de una planta muy impresionante llamada *Amorphophallus* (también conocida con el bonito sobrenombre de «lengua del diablo»), el konjac debe sus increíbles propiedades al glucomanán, una superfibra (bautizada sabiamente como polisacárido).

El resultado: como el agar-agar, aumenta de volumen en el estómago y crea una sensación de «estómago lleno». El cuerpo, incapaz de asimilar tanto magma, lo elimina todo. Se trata de un inhibidor del apetito natural, del todo inocuo y con un aporte calórico ridículo.

Es decir, el konjac no sólo atrae al agua, sino también una parte del azúcar y las grasas de los alimentos. Doble éxito, pues, para este pequeño genio porque, además de procurarnos la agradable sensación de saciedad, también limita la cantidad de alimentos (y calorías) que absorbemos. Y todo esto sin ningún esfuerzo. Y lo que es más importante: favorece el tránsito intestinal y evita el estreñimiento, un mal muy extendido en nuestras sociedades occidentales.

Como se puede advertir, sus propiedades adelgazantes son muy parecidas a las del agar-agar, pero tiene un uso totalmente distinto en la cocina, donde suele emplearse para ligar o espesar comidas.

¡Pruébalo!

Si te gusta cocinar, pruébalo porque sus propiedades son, igual que en el caso del agar-agar, sorprendentes. «Solidifica» con mucha rapidez, es soluble a bajas temperaturas (con lo que no hay que cocinarlo), sustituye a los huevos en repostería (muy útil para los alérgicos) y aporta una textura muy particular a las preparaciones. Sustituye a los espesantes clásicos, y los mejora, puesto que gracias a él todo «liga» mejor y todo es más blando y «elástico».

Tres ideas para consumirlo en el día a día:

- 20 g en un pastel, sustituyendo la misma cantidad de harina.
- 1 cucharada para espesar una salsa demasiado líquida.
- 1 cucharada mezclada con 30 cl de frutas mezcladas; caliéntalo durante 5 minutos y obtendrás una salsa dulce muy rápida.

En Occidente, estamos acostumbrados a las cápsulas de konjac, inhibidoras del apetito, como suplemento alimentario. Sin embargo, también podemos encontrarlo en forma de polvo («harina de konjac») en casi todas las tiendas de dietética. En Okinawa, suelen impregnar los platos con este elemento «mágico», que ayuda a adelgazar, mientras que nosotros nos lo tomamos en cápsulas.

El konjac también se emplea como aditivo (E 425) solidificante, espesante y complemento para cualquier otro aditivo de origen vegetal. A pesar de que, a priori, sea absolutamente inofensivo, existe el riesgo de ahogo, justo por sus propiedades, de modo que está desaconsejado para lactantes y niños pequeños.

Si quiero adelgazar con agar-agar, ¿voy a tener que modificar mi alimentación?

La pregunta no es correcta. Lo que hay que preguntarse es: «¿He engordado porque como mal y no hago deporte?». Si la respuesta es «Sí», entonces será necesario examinar la alimentación y los hábitos de vida. El agar-agar, por muy fabuloso que sea, nunca sustituirá a una alimentación equilibrada ni a una sesión quincenal de piscina, bicicleta o marcha.

¿Por qué el agar-agar también se vende en las farmacias?

Porque posee unas propiedades medicinales reales. Además, aparece en el repertorio de la fitoterapia (recordemos que es un alga) y en obras tan serias como *La phytothérapie, Traitement des maladies par les plantes,* del doctor Valnet (ediciones Le Livre de Poche) o *La phytoaromathérapie,* de Marcel Bernadet (ediciones Dangles), gracias a sus propiedades inhibidoras del apetito y laxantes suaves (mecánicas). Los autores recomiendan consumir 1 g al día.

¿Se conocen otras propiedades del agar-agar?

Igual que el alga chlorella, el agar-agar posee propiedades quelantes,[5] es decir, que capta varios «venenos» (residuos de pesticidas y metales pesados), los atrapa en su gelatina y lo elimina todo a través de las vías naturales, una propiedad que ya hace mucho tiempo que los laboratorios explotan y que, aunque todavía hay que demostrar en el cuerpo humano, se cree que es altamente probable. Se trata de un desintoxicante muy apreciado.

---

5. El término *quelación* proviene del griego *chela,* que significa «garra» y que define de forma admirable cómo actúa.

¿Es el enésimo producto milagro de moda (del que mañana nadie hablará)?

El agar-agar no es un producto «milagro», no sale de la chistera de un mago sino… ¡del mar! Y tampoco es nada excepcionalmente nuevo, puesto que hace más de 200 años que se emplea. Y hace mucho tiempo que la industria alimentaria no ha podido ignorarlo debido a sus extraordinarias propiedades. Por tanto, no podemos hablar de modas.

Además, ya hemos visto que hace décadas que se vende en las farmacias, justo porque cumple una función semejante a la «fibra» (es decir, inhibidora del apetito) natural, y aunque en los últimos tiempos han proliferado las cápsulas de pectina, de konjac o de ispaghula, respondiendo a las mismas indicaciones, el agar-agar es el más económico, al mismo tiempo que garantiza una eficacia notable.

Sencillamente, no se conocía en Occidente. Ni siquiera las farmacias saben que pueden comercializarlo. Haz la prueba: entra en una farmacia y pide agar-agar. Casi con seguridad la respuesta será: «¿Aga qué?» o «No se vende en farmacias». Y, sin embargo, «agar-agar, bote de 50 g» aparece en la lista de productos de su mayorista. Y no hay nada que les impida redistribuir el agar-agar en botes más pequeños para ponerlos a la venta. Y en las tiendas especializadas (dietéticas) siempre lo han comercializado.

Ahora que los investigadores han comenzado a analizar su «caso» y está demostrado que realmente ayuda a adelgazar, sería muy extraño que desapareciera por completo.

El agar-agar es el ejemplo perfecto de un «buen alimento» que «tomamos» de otra cultura para conseguir los mismos beneficios. Y es una prueba más de que comer de forma sana es garante de un peso controlado y una buena salud, sin necesidad de recurrir a moléculas complejas y caras.

¿El agar-agar puede ser peligroso para la salud?

En absoluto. Hace siglos que millones de personas lo consumen y jamás se ha detectado la más mínima toxicidad ni ningún efecto secundario. Todo lo contrario. En las dosis «habituales», resulta ligeramente laxante, un «efecto secundario» que se agradece. Los vegetarianos y los veganos, que conocen la facilidad de uso y aprecian la composición nutricional irreprochable, hace mucho tiempo que lo consumen.

¿Los diabéticos pueden consumir agar-agar?

Es muy aconsejable que lo hagan. Del mismo modo que cualquier otro tipo de fibra insoluble, la del agar-agar ralentiza el paso del azúcar a la sangre y controla la subida de la glucemia (medida de concentración de la glucosa en la sangre). Además, los diabéticos (y todos nosotros) lo consumen cada día sin saberlo, porque el agar-agar se ha incorporado en numerosos productos alimentarios bajo el código E 406. Lee las etiquetas y te sorprenderá encontrarlo en todos los pasillos del supermercado. Pero no creas que los caramelos «con E 406» son recomendables para los diabéticos y ayudan a conservar la línea, porque siguen siendo caramelos. Por desgracia, la industria no añade este preciado E 406 con el objetivo filantrópico de ayudarnos a adelgazar, sino sencillamente para estabilizar su producto y dotarlo de propiedades agradables (sabor, aspecto).

Por otro lado, el estudio citado en la página 187 se realizó con personas intolerantes a la glucosa y con diabetes tipo 2 (no son insulinodependientes). Gracias al agar-agar, todos vieron que no sólo sus kilos de más desaparecían, sino que además comprobaron una mejora en distintos parámetros biológicos (como los niveles de colesterol), dos aspectos particularmente importantes para los diabéticos.

¿Se puede ser alérgico al agar-agar?

No. Es otra de sus grandes ventajas. De hecho, apenas contiene unas cuantas proteínas, y ninguna está considerada alérgica. Por tanto, es el sustitutivo ideal de la gelatina, pero también sirve para ligar salsas en lugar de la clara de huevo (para los alérgicos al huevo), permite espesar sin harina (para los celíacos) y es posible emplear cualquier leche vegetal (para los intolerantes a la lactosa de la leche de vaca). De ahí la cantidad increíble de recetas con agar-agar concebidas especialmente para los alérgicos. Los foros de internet están llenos de trucos culinarios que se intercambian las madres ansiosas por complacer a sus hijos intolerantes o alérgicos.

¿Basta con el agar-agar para adelgazar?

En teoría sí, porque hay muchas personas que afirman que han perdido 2 kilos en un mes sin haber modificado ningún hábito alimentario. Sencillamente, tomándose una bebida de agar-agar antes de cada comida, de manera automática comen menos, con lo que dejan de ingerir 300 calorías al día, lo que supone un beneficio.

Dicho esto, no nos parece correcto fundamentar la pérdida de peso tan sólo en el agar-agar. Porque, ¿qué ocurrirá cuando dejes de tomar agar-agar?

Y porque ahora es el momento de adquirir nuevos hábitos alimentarios y un estilo de vida más sano. «Engañar» al organismo llenándole el estómago de «nada» para evitar llenarlo de alimentos calóricos es un buen punto de partida pero, a largo plazo, no conduce a nada. El día en que tu organismo te pase la «cuenta», corres el riesgo de que te salga muy caro. Mientras que volver a instaurar un diálogo de confianza con él basado en un contrato de «alimentación sana, equilibrada y variada» y de «actividad física de un mínimo de 1 h/día de marcha + 1 o 2 sesiones de deporte/semana» es mucho más duradero e inteligente.

En la vida no todo son calorías. Adelgazar también es recuperar masa muscular, rediseñar la silueta, comer más frutas y verduras (por las vitaminas y la fibra), evitar las «grasas malas», el exceso de azúcar y de sal (platos precocinados, embutidos, exceso de productos lácteos, carne magra...), etcétera.

10 motivos para utilizar agar-agar

1. Es fácil de usar.
2. Como carece de aromas y sabor, se puede añadir a casi todas las comidas y bebidas.
3. Se puede cocinar... o no. ¡Se adapta a todo!

4. Incluso los más torpes en la cocina pueden elaborar cualquier preparación con agar-agar.
5. No es demasiado caro.
6. No exige ninguna modificación de la alimentación, ni añade calorías, ni produce asociaciones alimentarias complicadas. No provoca exclusión social.
7. Es cien por cien natural: no es un fármaco ni una sustancia «rara».
8. Dulce o salado, combina con todo.
9. En verano, es muy refrescante y alimenta sin causar pesadez.
10. Y para aquellos que quieran lanzarse al «régimen agar-agar», se adapta a todos los estilos de vida: se puede llevar a todas partes (en forma de pequeña bolsita de polvos, ¡no como un flan!), a la oficina, de viaje... para prepararse la «bebida mágica» en cualquier circunstancia.

Los 33 mejores amigos de la silueta

Maridan a las mil maravillas con el agar-agar y trabajan en equipo para reducir la silueta. Los encontrarás en nuestras recetas. Varía y diversifica: ¡cada alimento tiene sus ventajas adelgazantes!

Albaricoque

Su precioso aspecto redondo y anaranjado hace patente que contiene abundantes carotenos, garantes de una piel perfecta. Pero, sobre todo, contiene unos excelentes niveles de potasio, que son «enemigos» de la retención de líquidos. La fibra suave que contiene ayuda a regular el tránsito intestinal. Cuando se combina con la del agar-agar, debería ayudar a deshinchar incluso los vientres más «pequeños», hinchados debido a un tránsito perezoso.

El «plus» para adelgazar	Fibra, potasio y mínimos aportes calóricos.
El «plus» para la salud	Buena protección antioxidante (corazón, sistema inmunológico).

Almendra

Las almendras tienen grasas, pero son grasas buenas (las mismas que las del aceite de oliva), que el organismo emplea con facilidad, que prefiere usarlas para varias tareas esenciales en lugar de almacenarlas y no tocarlas. Además, estas pequeñas maravillas nutricionales son una excelente fuente de calcio y fibra, dos ventajas contra los kilos que son imposibles de ignorar.

El «plus» para adelgazar	Fibra, calcio y proteínas vegetales.
El «plus» para la salud	Anticolesterol.

Atún

¿Quién tiene miedo del grande y malvado atún? Todos los peces pequeños, que sienten verdadero terror cuando ven que se acerca este musculoso depredador. Sin embargo, a nosotros esos músculos nos interesan mucho. Incluso nos seducen gracias a su composición: básicamente están constituidos de proteínas y omega 3. En cierto sentido como el salmón, aunque el atún posee una carne que sacia más y es el pescado más rico en hierro. Sin embargo, los científicos recomiendan no consumirlo con demasiada frecuencia por su posible contenido en mercurio, un metal pesado que resulta nefasto para la salud y que, por desgracia, se concentra en la carne de los depredadores.

Hay que tener cuidado con el atún en conserva, ya que es muy salado, y con el aceite que lo acompaña, puesto que resulta muy calórico. Sigue los consejos de nuestras recetas para no salar en exceso los alimentos.

El «plus» para adelgazar	Proteínas, omega 3 y hierro.
El «plus» para la salud	Protector cardiovascular.

Bacalao (y el pescado blanco)

He aquí un auténtico nadador de grandes distancias marítimas, que apenas tiene tiempo para engordar con el más mínimo átomo de grasa superflua. Estamos, pues, ante pescado con abundantes proteínas, con un alto poder saciante e indispensable para acelerar la pérdida de peso. Y, a pesar de todo, aún consigue aportar omega 3.

Sus proteínas facilitan el metabolismo del azúcar; es decir, evitan que se acumule al orientarlo principalmente hacia la combustión. ¡Es como quemar los años! Además, gusta a todo el mundo, incluso a las personas que no son grandes amantes del pescado. Tiene un gusto muy delicado... Es muy digestivo y no es caro. Se mire como se mire, es el alimento adelgazante perfecto.

El «plus» para adelgazar	Proteínas casi «puras», yodo (estimulante de la tiroides) y ayuda a «quemar» los azúcares.
El «plus» para la salud	Protege el corazón.

Berenjena

La berenjena es muy digestiva y se encuentra entre las verduras menos calóricas. Además, tiene un tipo de fibra beneficiosa, y no sólo para «llenar», sino también para favorecer el tránsito intestinal. Este efecto se debe a las pectinas, los inhibidores del apetito naturales. Es el segundo alimento más rico en pectinas, sólo por detrás del agar-agar.

El «plus» para adelgazar	Quema las grasas y el aporte calórico es mínimo.
El «plus» para la salud	Anticolesterol.

Brócoli

Está claro que su sorprendente cantidad de vitamina C, inhibidora del hambre y fuente de energía, se reduce ligeramente durante la cocción. Pero nada nos impide rallar un poco de brócoli crudo encima de las ensaladas u otras verduras. Y el calor favorece que sus fibras se suavicen y sean más digestivas y más eficaces para «llenarnos» hasta la siguiente comida.

El «plus» para adelgazar	Vitamina C y fibra.
El «plus» para la salud	Anticancerígena.

Cabra (queso fresco)

Todos los quesos frescos tienen poca grasa, con lo cual están del todo indicados para una alimentación ligera, máxime en el caso de las dietas adelgazantes. Son una excelente fuente de calcio (que ayuda a perder peso), y también aportan zinc, un precioso mineral regulador de distintas hormonas, cuyas células se producen en la tiroides. Y, por si no lo sabes, la glándula tiroides es un verdadero director de orquesta de la silueta. El queso fresco de cabra es tan beneficioso que tiene su sitio en las dietas para adelgazar y, además, aporta grasas buenas. El (casi) único producto lácteo que consumen los habitantes de la isla de Creta es el queso fresco de cabra.

El «plus» para adelgazar	Poco calórico y una buena fuente de proteínas.
El «plus» para la salud	Anticaries (como todos los quesos).

Cacao

El cacao es muy poco graso pero muy rico en polifenoles. Sus propiedades antioxidantes son superiores a las del té negro e incluso a las del té verde, que son famosos precisamente por eso. Y dichos antioxidantes, los flavonoides, han demostrado su eficacia a la hora de mejorar el metabolismo del azúcar. Así, el índice glucémico del chocolate es muy bajo, lo que significa que se puede consumir sin ningún tipo de culpabilidad. Eso sí, con dos condiciones:

1. Que se consuma en dosis razonables (cuando se está a régimen, dos cuadrados al día como máximo).
2. Que sea lo más negro posible.

El «plus» para adelgazar	Sacia y está delicioso.
El «plus» para la salud	Protector cardíaco.

Calabacín

Se trata de una hortaliza esencial para las «dietas para adelgazar», ya que tiene muy pocas calorías y muchos minerales.

En Okinawa, la verdura que más se le parece es la *hechima*, pero a los habitantes de Okinawa lo que les encanta es el *goya* (un melón amargo), cuyo sabor, realmente amargo, requiere un auténtico aprendizaje por parte de nuestras papilas gustativas. Allí, esta verdura es una institución, hasta el punto de que cualquier hamburguesería de comida rápida impregna la carne con ella. Mientras tanto, en lugar de hacer muecas mientras superas esta prueba gustativa, aprovecha nuestros calabacines dulces. ¿Quién ha dicho que para adelgazar hay que sufrir?

El «plus» para adelgazar	Poco calórico y evita la retención de líquidos.
El «plus» para la salud	Remineralizante, y es la hortaliza fresca «de referencia».

Castaña

En Okinawa también recolectan castañas. Las llaman *kuri*. Y allí también consideran que las castañas mini son auténticas pequeñas delicias, mientras que las más grandes acaban en platos enteramente vegetarianos (con arroz, por ejemplo). En cualquier caso, nada tienen que ver con las castañas confitadas con las que quizá te has atrevido a soñar en algún momento. ¡Pero hay que entender la pasión de ciertas personas como los franceses con el pavo con castañas en Navidad! ¿Por qué conformarse con comerlas un día al año? Gracias a su fibra, minerales y glúcidos «buenos» que tienen, estos encantadores frutos secos (porque es un fruto seco) sacian el mayor de los apetitos sin pasar factura a la silueta. Como siempre, siempre que no se abuse de ellas.

El «plus» para adelgazar	Fibra inhibidora del apetito y beneficiosa para el tránsito intestinal.
El «plus» para la salud	Remineralizante. Interviene en la prevención de la diabetes, el cáncer de colon y las enfermedades cardiovasculares.

Ciruela (variedad mirabel...)

Es imposible que una fruta tan divina sea mala para la línea. Si bien en algunos países se carece de la cultura gustativa de la ciruela salada (muy apreciada por los asiáticos), todos estamos de acuerdo en una cosa: esta fruta pequeña es una bendición para aquellos que tienen problemas para «evacuar». Sus componentes laxantes y diuréticos, además de su contenido récord en sorbitol (que explicaremos más detalladamente en la entrada destinada a la pera), indol y fibra, ofrecen bellas perspectivas en caso de sufrir estreñimiento o retención de líquidos. Además, su sabor dulce no tiene nada que ver con la cantidad de azúcar que contiene, que es más bien escasa. El sabor se lo debe a la fructosa, que posee un gran poder edulcorante con un IG muy bajo (le llaman «azúcar lento»). Y hay que añadir que esta fruta es de las más antiguas del mundo, con el debido respeto hacia nuestros mayores.

El «plus» para adelgazar	Fibra y fructosa.
El «plus» para la salud	Antioxidantes y refuerza los vasos sanguíneos.

Coliflor

En cuanto entras en el universo de las coles, sabes que no te has equivocado. Y la coliflor no es la excepción. Sus propiedades adelgazantes ya eran conocidas, pero unos estudios recientes concluyen que tendría la capacidad de reducir los niveles de azúcar en la sangre (todavía por confirmar). O, dicho de otra forma, facilitaría su uso por parte del organismo y, por tanto, se opondría a su acumulación en forma de grasa. Se trata, evidentemente, de una buena noticia.

El «plus» para adelgazar	Poco calórica, muy rica en vitaminas y minerales adelgazantes.
El «plus» para la salud	Refuerza la inmunidad y es anticancerígena.

Frambuesa (y otras bayas)

Las frambuesas, como todas las bayas, también llamadas frutos rojos (rojos o negros), son ricas en hierro y en vitamina C. Y estas propiedades son formidables, porque si habitualmente asimilamos mal el hierro de los vegetales, su absorción aumenta de forma significativa cuando se consume vitamina C. ¡Una combinación ganadora!

Porque como se sabe, quien dice insuficiencia de hierro dice sobrepeso a causa de un famoso círculo vicioso: la falta de hierro cansa. Para compensar, comemos más, puesto que el sueño no basta para recuperar las fuerzas. Pero como no existe un «hambre de hierro», solemos ingerir lo que sea, sobre todo si es graso y azucarado. El resultado: conseguimos un aporte calórico adicional que hay que quemar, pero estamos demasiado cansados para hacerlo, porque la combustión calórica depende también del hierro. El círculo vicioso está cerrado. Más vale solucionarlo picando con mesura una bandeja de frambuesas en lugar de comiendo cada día una morcilla (que también aporta mucho hierro). ¡Máxime cuando es la temporada de las frambuesas!

El «plus» para adelgazar	Fibra de distintos tipos (antikilos y especial para el tránsito intestinal).
El «plus» para la salud	Muy antioxidantes y algunas protegen contra las infecciones de orina.

Gamba

La gamba, una curiosa atleta del mundo del silencio, es un gran clásico de las dietas de adelgazamiento. Hay que reconocer que no es el alimento más rico en proteínas y, en cuanto a los glúcidos y las grasas, aparte de algunos pequeños aportes de omega 3, simplemente no tiene. No obstante, estamos ante una buena fuente de vitamina B_3, que contribuye a la producción de energía, es decir, gracias a la B_3, lo quemamos todo y no guardamos nada.

El «plus» para adelgazar	Proteínas, yodo y vitamina B_3
El «plus» para la salud	Selenio, un mineral bastante raro y extraordinariamente antioxidante (100 g de gambas cubren el 70% de nuestras necesidades). Vitamina B_{12} «antifatiga».

Hierbas aromáticas (hierbas, especias y otros: citronela, comino, jengibre, menta, regaliz, verbena...)

Las hierbas aromáticas realzan los sabores sin necesidad de añadir sal, grasas ni azúcar, y aportan grandes cantidades de vitamina C, minerales, carotenos (finas hierbas), fibra, antioxidantes muy potentes e incluso sustancias antibacterianas (especias). A pesar de que en Okinawa las utilizan relativamente poco porque les encanta la comida «al natural», las hierbas aromáticas forman parte de nuestro paisaje culinario. Y en la lucha sin tregua contra los kilos, son unas aliadas de peso.

El «plus» para adelgazar	Cero calorías, o casi, y sustitutivo de la sal, el azúcar y las grasas.
El «plus» para la salud	Muy ricas en antioxidantes.

Higo

Se trata de un término que nos transporta a las montañas, los grillos, el sol, las vacaciones... Pero también, y sobre todo, a la fibra (las pectinas), al calcio y a una pequeña aunque destacada fuente de minerales. ¿Sus principales reivindicaciones? Es muy eficaz contra el estreñimiento.

El «plus» para adelgazar	Fibra de distintos tipos (antikilos y especiales para el tránsito intestinal).
El «plus» para la salud	Ayuda a evitar los cálculos renales.

Huevo

Es hora de preparar los imprescindibles huevos con gelatina: huevo y agar-agar celebran su maridaje ofreciendo a los amantes de la buena cocina tradicional una ocasión para redimirse con un plato adelgazante. Ya sabemos que el huevo es una fuente ideal de proteínas; además, es el que contiene las más adaptadas a nuestras necesidades. Pero, ¿hay algo mejor que las proteínas para quemar mientras nos musculamos? Eso sí, deben ser ecológicos, o, como mínimo, de calidad superior. ¿Por qué? Porque su composición viene determinada, en gran parte, por la alimentación de la madre. Por tanto, los huevos «buenos» nos aportan omega 3 (grasas que ayudan a adelgazar) mientras que los huevos «normales» son mucho menos interesantes en ese aspecto.

El «plus» para adelgazar	Proteínas, hierro, vitaminas B (beneficiosas para los nervios y la asimilación).
El «plus» para la salud	Si tienes unos niveles de colesterol altos, toma un máximo de 3 huevos a la semana.

Judías pintas y lentejas

Hace tiempo que las legumbres entraron en el panteón de los alimentos adelgazantes. En nuestras recetas, encontrarás dos de las principales: las judías pintas y las lentejas.

Las judías pintas son las más ricas en potasio, que como se sabe evita la retención de líquidos y permite que nos deshinchemos. Además, estimulan los intestinos perezosos, una forma elegante de decir que no siempre son bien toleradas desde un punto de vista digestivo, a pesar de que sean las judías más digestivas de todas. En Okinawa disfrutan con las *azukis*, sobre todo en forma de mermelada o puré dulce. Esta variedad es fácil de encontrar en las tiendas de dietética y de productos ecológicos.

En cuanto a las lentejas, pequeñas y rápidas de preparar, son bolitas de fibra, además de antioxidantes y con un gran contenido en minerales. Son especialmente recomendables para los sistemas digestivos sensibles.

El «plus» para adelgazar	Fibra y proteínas vegetales.
El «plus» para la salud	Ideales para luchar contra la diabetes y el cáncer, y protegen el corazón. Beneficiosas para los riñones (judías). Muy digestivas (lentejas).

Mango

Dentro de la categoría de «fruta superdotada», el mango no tiene rival. Contiene una fibra dulce, vitamina C (a niveles comparables a los de la naranja), otras vitaminas especiales «piel bonita» y hierro, cuyos beneficios adelgazantes ya hemos comentado en el apartado de la frambuesa. Y todo esto con un aporte calórico bastante bajo (se encuentra entre la pera y la cereza; es decir, unas 60 calorías/100 g). ¿Es todo? No, una última cosa: su untuosidad y dulzura hacen que sea indispensable en este mundo de bestias.

El «plus» para adelgazar	Fibra y vitaminas.
El «plus» para la salud	Muy rico en antioxidantes (como muchas de las frutas exóticas), por lo que supone una gran protección para la salud. Es antiedad y mantiene los niveles del sistema inmunológico.

Manzana (Pomme)

La manzana ha abandonado la etiqueta de fruta prohibida para convertirse en el símbolo del adelgazamiento, que es mucho más apropiado. ¿Y qué representaría en el paraíso terrenal para los candidatos a adelgazar? Se trata de una fruta que rebosa vitaminas, es crujiente y su suave fibra es saciante porque aumenta de volumen en el estómago. No se puede pedir más. En el alba de la humanidad, el manzano ha repartido tanta pectina a sus frutos que los investigadores se han apoderado de ellos para extraer suplementos alimentarios antikilos. Pero lo mejor es olvidarse de ellos y comerse un buen bocado de manzana, cuyas pectinas son mucho más sabrosas que las de las cápsulas.

El «plus» para adelgazar	Pectinas.
El «plus» para la salud	«Una manzana cada día, de médicos te ahorraría».

Melocotón (Pêche)

El interés adelgazante del melocotón no reside en su fibra, que tiene un efecto saciante, ni en sus vitaminas, sino en dos particularidades: aporta magnesio, que es el principal mineral antikilos, sin el cual sería imposible imaginar el adelgazamiento. Además de las famosas y reales propiedades antiestrés, que siempre son de agradecer en los tiempos que corren, el magnesio también es una especie de director de orquesta que «decide» si las calorías se queman o no. Además, huele de maravilla. Más de 80 elementos volátiles conjugan sus esfuerzos para lograr ese aroma tan intenso y característico. En estas condiciones no necesitamos azúcar ni ningún otro edulcorante. El melocotón es un auténtico postre en sí mismo. Y, sin embargo, el agar-agar consigue que sea todavía más sublime.

El «plus» para adelgazar	Magnesio, fibra y escasas calorías.
El «plus» para la salud	Cuando se cuece, alivia los estómagos doloridos.

Melón (Melon)

Se puede comer en tajadas o en bolas pequeñas, como prefieras. Pero, sobre todo, escucha sus argumentos: desde un punto de vista botánico es una verdura, de la familia de las calabazas, y no una fruta. ¿Y eso qué cambia? Pues todo.

Su sabor dulce no tiene nada que ver con su contenido en azúcar, que es muy bajo, ni con su mínimo valor calórico (48 calorías/100 g). Es porque su nivel de acidez es particularmente bajo. ¡Buenas noticias! Además, contiene mucho potasio, de modo que deshincha. Es la fruta perfecta para eliminar la retención de líquidos. Y, por último, su amplia gama de minerales le otorga propiedades muy laxantes.

El «plus» para adelgazar	Previene la retención de líquidos y, a pesar de su delicioso sabor, tiene poco azúcar y pocas calorías.
El «plus» para la salud	Previene la hipertensión y la acidez.

Pepino (Concombre)

Contiene 10 calorías/100 g. Las hortalizas son los alimentos menos calóricos y, sencillamente, el pepino es la hortaliza menos calórica. Tiene cuatro veces menos calorías que la judía verde, que goza de una larga fama de «adelgazante».

Además, contiene pocos glúcidos, pero mucha agua y potasio, de manera que se convierte en la hortaliza drenante por excelencia. También hay que destacar que es muy refrescante y quita la sed. Cuando se mezcla con el agar-agar, se dispone de un auténtico soplo de aire fresco con aroma a huerto.

El «plus» para adelgazar	¡Casi cero calorías! Drenante.
El «plus» para la salud	Hortaliza «modelo» para los diabéticos.

Pera

Junto con el melocotón, es una de las frutas preferidas de las dietas de adelgazamiento. Es muy rica en agua, y es un poco más calórica que la manzana pero más digestiva (siempre que la pelemos). Su fibra tierna facilita el tránsito intestinal, es saciante de forma natural y se adapta a los sistemas digestivos más delicados. Por otro lado, esta deliciosa fruta tiene sorbitol, que activa nuestro tránsito intestinal. No todo el mundo tolera bien el sorbitol. Se ha calculado que las personas intolerantes pueden comer alrededor de 2 peras al día antes de presentar distensión abdominal y gases. Podemos aprovecharnos de todas estas propiedades mientras saboreamos nuestro postre áspic de fruta sin azúcar añadido (pág. 130).

El «plus» para adelgazar	Fibra muy tierna.
El «plus» para la salud	Antioxidante (protectora cardíaca y anticancerígena).

Pollo

Una dieta para adelgazar sin pollo es como un perro con cinco patas: no existe. O se ve tan pocas veces que no se considera normal. Esto se debe a que el pollo (sin piel) es una pequeña joya de proteínas magras y muy digestivas. Su consistencia, sobre todo la del pollo blanco, requiere que mastiquemos una y otra vez. Y no hay nada mejor para la línea, y no únicamente por el esfuerzo muscular que implica masticar, sino también porque mientras apretamos las mandíbulas no engullimos muchísimas calorías a toda velocidad. Por tanto, agar-agar + pollo, si todavía tienes hambre.

El «plus» para adelgazar	Proteínas muy magras (blanco).
El «plus» para la salud	Protección cardiovascular.

Pomelo

Por lo visto, el pomelo es una de las frutas preferidas de los franceses, que aparecen entre los mayores consumidores mundiales de esta bola amarilla y grande tan curiosa. Algunos incluso sienten una auténtica pasión por él, lo que es perfecto. Dos veces menos azucarado que la naranja, el pomelo tuvo el honor de entrar a formar parte, en 2004, del cerrado clan de los «alimentos adelgazantes». Y lo hizo por la puerta grande. Sus propiedades se han presentado en el congreso nacional de la American Chemical Society después de un estudio muy interesante: sin cambiar nada en sus rutinas diarias y su alimentación, un grupo de personas obesas debían consumir, en cada comida, extracto de pomelo, zumo de pomelo, un pomelo entero o un placebo (una sustancia sin ningún principio activo). Después de tres meses, los resultados fueron sorprendentes: el grupo que ingería «pomelo fresco» había perdido 1,6 kg, contra los 1,5 kg del grupo del «zumo» y los 1,1 kg del grupo «extracto en cápsulas». El grupo «placebo» apenas había perdido 200 g; es decir, nada.

Además, las investigaciones dirigidas por el doctor Ken Fujioka ratificaban que el consumo regular de pomelo también permitía reducir los niveles de insulina en sangre, otro punto a favor de la línea (y para la salud de los diabéticos).

El «plus» para adelgazar	Muy rico en vitamina C y con fibra antikilos.
El «plus» para la salud	Los flavonoides y limonioides que contiene previenen el colesterol y el cáncer.

Puerro

El puerro, una verdura adelgazante, puede presumir de estimular nuestro sistema de eliminación de forma activa, gracias a sus particulares azúcares: las fructosas. Además, es muy rico en potasio y realmente pobre en sodio, cosa que refuerza sus disposiciones naturales de campeón diurético.

La parte verde sirve para luchar contra el estreñimiento (aunque es muy difícil de digerir) y la parte tierna y más blanca sacia y previene el colesterol. ¡Escoge tú mismo! O tómatelas las dos y duplicarás el poder antikilos.

El «plus» para adelgazar	Previene la retención de líquidos, fibra y pocas calorías.
El «plus» para la salud	Anticancerígeno (azufre).

Queso fresco

Elaborado del mismo modo que el yogur (es decir, con leche y fermentos lácteos), se distingue porque el queso se deja secar hasta que alcanza el grado de humedad deseado. Sin embargo, sigue siendo rico en agua, con lo que es refrescante y muy agradable. En comparación con la leche, tiene menos lactosa (lo que es bueno) y dos veces más proteínas (que resulta todavía más beneficioso). El queso tierno, pues, es más nutritivo y sacia más que un yogur. No confundas el queso fresco (el recomendado) con las *mousses* o las mezclas de queso fresco con nata que se le parecen (son deliciosas pero adelgazan mucho menos). Aquí estás casi en el 0 %.

El «plus» para adelgazar	Proteínas ligeras (siempre que elijas bien) quema grasas.
El «plus» para la salud	El queso tierno es bueno para todos menos para los intolerantes a la lactosa.

Salmón

Es el rey de los mares y del omega 3. El salmón es la estrella oceánica de estos últimos años. Contiene proteínas completas, vitaminas y minerales y, como acabamos de decir, omega 3. Estos ácidos grasos son conocidos por proteger el corazón, pero lo no tan conocido es que son unas sustancias formidables para adelgazar. ¿Grasas antikilos? Pues sí. Porque los omega 3 participan en la quema de grasas y evitan que se acumulen. Además, mejoran la utilización del azúcar por parte de las células. Y, por último, el organismo los quema con facilidad, al contrario que las otras grasas, que se aferran a nuestro cuerpo. Y, por último, un comentario breve acerca de las vitaminas del salmón: intervienen en la transformación de los elementos en energía. O, lo que es lo mismo, en la combustión de los alimentos, algo que es importante.

El «plus» para adelgazar	Proteínas, omega 3 y vitaminas B_1 y B_3.
El «plus» para la salud	Previene los infartos, la hipertensión, la depresión y el dolor.

Té

No vale la pena vivir una vida sin té. En Okinawa ni se lo imaginan. El té (verde, al jazmín) está siempre presente en la vida cotidiana. Y uno de los motivos por los que los habitantes de Okinawa están siempre delgados. El té contiene una infinidad de compuestos adelgazantes muy activos. Para empezar, la cafeína, que aumenta la combustión de las calorías. Después, las moléculas diuréticas. Y, por último, los polifenoles, que ayudan a quemar los glúcidos en lugar de almacenarlos. Además, debes saber que cuanto más dejes infusionar el té, más te beneficiarás de sus propiedades. Cinco minutos es poco tiempo. Preferible entre 8 y 10 minutos, y no añadir azúcar o leche, ya que acabarías con sus propiedades.

| El «plus» para adelgazar | Polifenoles, cafeína (teína) y cero calorías. |
| El «plus» para la salud | Antioxidante fuerte (protector cardíaco y anticáncer), y bueno para los dientes (flúor). |

Tomate

¿Platos para adelgazar sin tomate? No debe haber ninguno. Ignorar su precioso color, su fibra y su vitamina C es impensable. La textura crujiente, el zumo y el sabor ácido, dulce y salado a la vez le permiten explotar en la boca para ofrecernos un festival de sensaciones. El tomate siempre ha liderado las encuestas de mejor alimento adelgazante. Y desde aquí lo ratificamos una vez más.

| El «plus» para adelgazar | Minerales y muy ligero. |
| El «plus» para la salud | Anticancerígeno y remineralizante. |

Yogur (y leches fermentadas)

Teníamos que incluir el yogur, que sigue siendo un clásico para adelgazar con unas propiedades muy particulares. Elaborado con bacterias beneficiosas (los fermentos), ya hace algún tiempo que vuelve a estar de actualidad porque alguien se ha dado cuenta de que algunas de dichas bacterias ayudan a la digestión. Y, por tanto, facilitan la recuperación de un vientre plano. Para este objetivo, escoge los que lleven «bifidus». Y tómatelos sin azúcar. Con el preciado bifidus son muy suaves.

Los yogures «normales» también son recomendables para mantener el estómago tranquilo, pero sus bacterias son menos «especializadas». Y, por supuesto, cada fermento tiene sus propiedades. Por ejemplo, el acidophilus (estos yogures suelen estar junto a los que contienen bifidus) es mucho más eficaz a la hora de mantener el sistema inmunológico. Y es muy útil, pero no tiene nada que ver con el objetivo del libro. Información útil: con el calor, las bacterias buenas pierden sus propiedades. Sólo queda el calcio. Si quieres incorporarlo a un plato caliente, para sustituir a la nata líquida, por ejemplo, hazlo siempre al final de la cocción y no lo lleves a ebullición.

El «plus» para adelgazar	Fermentos «vientre plano» y calcio.
El «plus» para la salud	Refuerza la flora intestinal y, por tanto, todo el sistema inmunológico. Evita problemas digestivos.

Zanahoria

Nada que objetar a la silueta de Bugs Bunny. Todos soñamos con esa línea esbelta. Seguramente, las zanahorias tienen alguna cosa que ver. Pero quizás te preguntes a qué familia pertenece su fibra. Se trata de las preciadas pectinas, que crean un gel en el intestino, de donde absorben una parte de los azúcares y de las grasas para eliminarlos, lo cual es ideal. Además hacen exactamente lo mismo que el agar-agar. ¿No te parece que la vida es maravillosa?

El «plus» para adelgazar	Fibra saciante y beneficiosa para el tránsito intestinal.
El «plus» para la salud	Buena para el bronceado y mantiene el sistema inmunológico.

El agar-agar en la práctica

¡Bienvenido al mundo del agar-agar! Precios, cantidades, material indispensable, trucos y consejos, todo lo que tienes que saber (y más) antes de comenzar esta aventura.

Las compras

La presentación en la tienda

Se encuentra, sobre todo, en polvo y, a veces, aunque mucho menos, en forma de barras de filamentos. Hay que sumergirlas en agua fría, escurrirlas y hervirlas con la preparación durante 10 minutos. Una barra (3,5 g de agar-agar) es suficiente para 50-75 cl de líquido. Es obvio que la presentación «en polvo» es mucho más práctica, y es la que hemos elegido para la elaboración de nuestras recetas. Por lo general, se comercializa en saquitos de 2 g, que corresponden a la dosis necesaria para dar consistencia de gelatina a 25-50 cl de líquido. Pero también encontramos saquitos con más cantidad, desde los 25 hasta los 100 g, incluso más. En este caso, la dosis se calcula mediante cucharadas.

1 cdta rasa = 2 g   1 cdta colmada = 3 g
1 cda = 2 ½ cp = 5 g   1 cda colmada = 7 g

¿Dónde se compra?

No lo busques en tu supermercado habitual, porque no lo venden en estos establecimientos. En cambio, se comercializa en las tiendas biológicas y dietéticas o en los supermercados de productos asiáticos.

Los precios pueden variar de un establecimiento a otro, pero para que tengas una idea, calcula que 2 sobres individuales de 4 g pueden costar de 1 a 2 €. Pero preferirás comprarlos más grandes. Calcula 2-3 € por 6 saquitos de 2 g o 2,25 € por un saquito de 25 g. Y en cantidades superiores, en la farmacia encontrarás un bote de 20 g por unos 10-12 €. Sin embargo, también puedes pedir una cantidad aún más importante (en este sentido, advertirás que a mayor cantidad, menor precio en proporción).

Hace poco, una usuaria nos comentaba: «El agar-agar es verdaderamente útil, ¡pero es muy caro!». Estamos totalmente de acuerdo en que es perfecto, pero no en que sea caro. Sabiendo que se utiliza 1 g al día (3 g como máximo), el consumo diario puede salir por 50 céntimos si compramos el bote de 20 g en la farmacia. E incluso a 20 céntimos si adquirimos un bote de 50 g, también en la farmacia. Al menos, no es un precio desorbitado...

(Estos precios se basan en nuestras investigaciones y compras, y los ofrecemos de modo indicativo).

¿Donde vives no hay ninguna tienda de productos naturales y los 250 g que comercializa la farmacia te asustan? Compra el agar-agar por internet:

www.nature-aliments.com
www.biodoo.com
www.monmarchand.com
www.eden-shop.com
www.asiamarche.fr

La cocina del chef

Los utensilios indispensables

Hay que destacar que no son muchos: un fuego, una nevera, un cazo (necesario para calentar el agar-agar con la preparación que queremos gelificar), unas varillas o una cuchara (para removerlo) y un molde grande o varios pequeños. Y esa es la base indispensable, lo que resulta práctico. Más adelante, puedes conseguir más moldes de formas y tamaños distintos. Pero ya lo comentaremos más adelante.

Fácil y rápido

Para preparar el agar-agar no se necesita el horno. Por tanto, los solteros que viven en un estudio de 12 m^2 con una vitrocerámica y una nevera tamaño XS también pueden prepararlo. Y otra ventaja es la reducción drástica del tiempo que nos pasamos fregando los platos. Con las recetas más simples sólo tendrás que limpiar UN cazo. Incluso en las recetas que contienen más ingredientes o manipulaciones, nunca tendrás que frotar los restos de un plato de asado que se han secado en el borde. Y en cuanto al tiempo de preparación, ¡alcanzamos récords de velocidad! Un flan está listo en cinco minutos, por ejemplo.

Es delicioso tanto dulce como salado

La gran ventaja del agar-agar es que es insípido y marida igual de bien con lo dulce que con lo salado. Más adelante verás que es posible gelificar caldos de verduras, zumos de fruta, salsas, compotas, purés, cremas, verduras cocidas a fuego lento... En cuanto a las restricciones, algunas frutas muy ácidas (limón, kiwi, piña...) no facilitan la gelificación del agar-agar. En este caso, la gelatina queda un poco cremosa y cuesta más desmoldar el plato. La solución consiste en servir la preparación directamente en el molde. Así, es preferible escoger uno transparente para aprovechar la variedad de colores de las frutas.

Las cantidades que debes conocer

1. Con 2 g por 50 cl de preparación obtenemos una gelatina ligera. Es la dosis perfecta para los entrantes a base de frutas, leche, compota, cremas o flanes a base de purés de verdura.
2. Con 4 g de agar-agar para la misma cantidad de preparación (50 cl), obtenemos una gelatina mucho más firme y elástica, que se corta perfectamente en dados, en triángulos, etcétera. Es la dosis ideal para estar seguros de desmoldar y cortar de forma impecable una terrina de tamaño considerable, sobre todo si contiene muchos trozos pequeños que corren el riesgo de desmoronarse.

Todo depende de la textura que prefieras: hay a quien le gustan las consistencias más ligeras y a otros las más firmes. Por tanto, no dudes a adaptar las dosis a tus preferencias.

¿ES POSIBLE UTILIZAR MENOS DE 2 G DE AGAR-AGAR?

De forma objetiva, sí. Pero pesar con exactitud un gramo de agar-agar es, cuanto menos, arriesgado. Siempre es mejor respetar la dosis de 2 g que viene dentro de un saquito. ¿Vives solo y te parece que es mucho? La buena noticia es que las preparaciones con agar-agar se conservan muy bien, puesto que la gelatina protege los alimentos del aire y de la oxidación. Así pues, puedes conservarlas tres o cuatro días en la nevera sin ningún problema (aunque no durante más tiempo).

Todo lo que puedes elaborar con el agar-agar

1. **Áspics:** son pequeños trozos (de frutas, verduras, carne o pescado) cubiertos por una gelatina translúcida a base de caldo o zumo de frutas. Tienen una textura muy ligera.

2. **Bavarois:** son un poco más «ricos» y untuosos, y se pueden preparar a partir de compota, salsa o puré, normalmente mezclados con leche o nata líquida.

3. **Terrinas:** pueden ser de una cantidad infinita de ingredientes (cuadrados de verduras, de frutas crudas o cocidas, filetes de aves o de pescado…) y suelen presentarse en una gelatina translúcida (a base de caldo, caldo de pescado, zumo…) o más espesa (crema, salsa, salsa de tomate…). Deja que se solidifiquen en una bandeja rectangular y sírvelas desmoldadas y cortadas en porciones. Puedes utilizar un molde rectangular forrado con film transparente.

4. *Mousses*: se obtienen simplemente batiendo una preparación gelificada firme (a base de compota o de puré, por ejemplo) durante un minuto. Resultado: una textura ligera y cremosa.

5. **Helados:** se elaboran a partir de una *mousse*, que dejaremos reposar unas 3 horas en el congelador, y que después volveremos a batir durante otro minuto. Cuanta más nata líquida contenga la *mousse*, más untuosa será, pero también podemos preparar un sorbete a partir de una simple *mousse* de frutas.

Y además, para divertirnos y para decorar

1. **Una base:** prepara un puré de verduras muy compacto (con 4 g de agar-agar para 500 g de puré) y viértelo en un molde rectangular de unos 2 cm de fondo. Desmóldalo en una bandeja. Puedes colocar encima limones rellenos, ostras… es decir, todo lo que normalmente pondrías en un plato llano. También puedes servir un surtido de quesos, o rodajas de pescado sobre un lecho de ensalada, entre otras cosas.

2. **Formas decorativas:** en esa misma preparación sólida, aunque esta vez a base de compota, utiliza cortapastas de distintas formas: estrellas, corazones, lunas… Puedes usar estas formas para decorar pasteles, para añadirlas a una macedonia, para servir con copas de sorbetes… ¡Los usos divertidos son infinitos! Coméntalo con unos niños un día cualquiera, ellos te darán ideas.

3. **Granizado:** prepara una gelatina muy firme (4 g de agar-agar por 50 cl de caldo de verduras, zumo de frutas, infusión…) en un recipiente alargado. Desmóldalo y corta la terrina en porciones de unos 8 mm. Forma un montoncito con 4 o 5 porciones y córtalas en bastoncitos y, después, en dados pequeños. Coloca este granizado:

- en una bandeja junto a una pechuga de pollo fría, una terrina de verduras, tomates crudos rellenos de atún…
- en un plato, alrededor de un pastel o de una manzana cocida muy fría…
- en copas, con bolas de helado, fruta fresca cortada en dados…

IDEAS PARA ELIMINAR LÍQUIDOS.
CUANDO ADELGAZAR ES UN GRANIZADO…

Las propiedades de las infusiones son universalmente reconocidas. Una infusión de vellosilla, por ejemplo, es especialmente interesante cuando queremos adelgazar. Es muy drenante y favorece la eliminación de líquidos de los tejidos y, por eso mismo, acelera la evacuación de las toxinas. Pero quizá eres una de esas personas incapaces de tomarse estas famosas infusiones, porque te resulta poco atractiva, porque no te gusta el sabor, porque son cosas de la abuela, etcétera. En este caso, prueba la infusión-granizado. Vierte 50 cl de agua a punto de ebullición sobre 2 cdas de vellosilla seca (de venta en farmacias o herboristerías/tiendas de dietética). Deja que infusione 15 minutos y después cuélala. Viértela en un cazo, diluye un saquito de 2 g de agar-agar y lleva a ebullición. Deja que cueza 2 minutos sin dejar de remover con una cuchara, y luego viértelo en un plato. Deja que se enfríe e introdúcelo 2 horas en la nevera. Después, sólo tendrás que rascar con un tenedor para crear el granizado e incorporarlo a tu postre (mezclado con dados de fruta, encima de una compota o un queso fresco…) o comértelo tal cual con la cuchara. Se trata de un postre con propiedades drenantes. ¿Lo habías probado alguna vez?

OTRAS INFUSIONES ADELGAZANTES

- Reina de los prados, fresno, diente de león, arctium = para eliminar líquidos.
- Saúco, grama = para facilitar la diuresis.
- Fucus (varec) = para activar el metabolismo (simplemente hay que preparar una infusión a base de algas secas).
- Hinojo = para combatir la distensión abdominal.
- Vid roja = para favorecer la circulación sanguínea y combatir las piernas cansadas.

(Como media, calcula 10 g de plantas por cada ½ litro de agua hirviendo. Se debe tomar durante unos 20 días como mínimo).

Para los muy ocupados

No se trata exactamente del agar-agar auténtico, pero en las tiendas de dietética y de productos ecológicos encontrarás unos «saquitos de preparado para dulces sin azúcar» (de la marca Nat-Ali). Contienen almidón de maíz, algas (agar-agar, pero también carragenanos) y, dependiendo de la receta, especias en polvo, aromas naturales, aceites esenciales, etcétera. Son ideales para los que desean un producto que se elabore con rapidez. Basta con diluir un saquito en 25 cl de leche, endulzarlo como se prefiera (miel, azúcar, sirope de arce...), hervirlo, verterlo en los moldes y dejar que se enfríe. Asegúrate de que sean de agricultura biológica, porque se decantan por los aromas realmente originales y deliciosos: los tradicionales aromas de vainilla, chocolate y café se mezclan con especias, rosa, chocolate/jengibre, bergamota, lavanda, caramelo, chocolate/menta… (cuestan 0,80 € los dos saquitos de 4 g). Ya tienes el secreto para dejar asombrados a familiares y amigos con un postre muy ligero que está listo en un instante.

EL AGAR-AGAR Y LOS ACEITES ESENCIALES

Forman una pareja ideal. Gracias a los aceites esenciales, puedes dotar los flanes de agar-agar de una serie infinita de aromas. En un cazo, mezcla 2 gotas de aceite esencial de rosa, lavanda, bergamota, limón, naranja, etcétera., con 3 cucharadas colmadas de miel (no viertas el aceite directamente a la leche, porque no se mezclarán). Después, añade 50 cl de leche (de vaca, de soja, de almendras…) y remueve con cuidado, y, a continuación, agrega y diluye un sobre de 2 g de agar-agar. Hierve durante 2 minutos, vierte en un molde pequeño y deja que repose, como mínimo, 2 horas en la nevera. Y ya está. ¡Es deliciosamente sorprendente!

Puedes comprar los aceites esenciales en la farmacia o en tiendas de productos biológicos. Aquí tienes una lista de los que se utilizan en la cocina y sus principales propiedades:

– Ajedrea: antibacteriano y tónico circulatorio.
– Albahaca: tónico, digestivo, antiespasmódico y hepático.
– Apio: tónico, digestivo y previene la distensión abdominal.
– Bergamota: calmante, digestivo y laxante.
– Canela: antibacteriano, estimulante y antiviral.
– Comino: previene la distensión abdominal y los espasmos.
– Estragón: previene la distensión abdominal y los espasmos.

- Hinojo dulce: depurativo y previene la distensión abdominal.
- Lavanda: sedante y previene los espasmos.
- Limón: antibacteriano, depurativo y digestivo.
- Mandarina: tónico, digestivo y sedante.
- Menta: tónico y digestivo.
- Naranja amarga de pepita pequeña: sedante y antidepresivo.
- Naranja dulce: calmante y previene la distensión abdominal.
- Pomelo: antibacteriano, tónico, digestivo y hepático.
- Romero: antitusivo.
- Rosa: sedante, antiestresante y alivia las náuseas.
- Tomillo: antibacteriano y antivírico.
- Ylang-ylang: previene las malas ideas, sedante y afrodisíaco.

¡Atención! Respeta siempre las cantidades recomendadas. Estos aceites son muy aromáticos y hay que añadir muy poca cantidad. En general, calcula una gota por persona.

Las mujeres embarazadas no pueden tomar aceites esenciales.

El agua, una opción que cae por su propio peso

Cuando estamos a dieta, solemos comer menos y, por tanto, absorbemos menos minerales, unas sustancias indispensables para el buen funcionamiento del organismo y que son fundamentales en el proceso de adelgazamiento. Así pues, toma agua mineral de sabor neutro. Evita las aguas demasiado mineralizadas o ricas en magnesio, que, aunque son muy buenas para la salud, proporcionarán un gusto desagradable a las recetas.

La cocción del agar-agar

A diferencia de la gelatina, que tenemos que reblandecer en agua fría, escurrir y luego diluir en un líquido muy caliente, el agar-agar debe disolverse en un líquido frío o tibio, llevarlo a ebullición y luego cocerlo 1 o 2 minutos sin dejar de remover. De hecho, empieza a convertirse en gelatina a partir de los 85 °C. Conviene saber que no es indispensable hervir toda la preparación. Podemos perfectamente cocer el agar-agar con una parte de líquido, por un lado, y luego mezclarlo con el resto de los ingredientes. Hay que tener en cuenta que siempre hay que añadir la parte caliente a la fría y sin dejar de remover. Lo esencial es remover muy bien la preparación: con unas varillas cuando se trate de un líquido (agua, caldo, zumo de frutas…) o una cuchara cuando sea una mezcla más espesa (puré de verduras, compota…) para poder alcanzar el agar-agar en las esquinas del cazo, donde una varilla no es suficiente.

Para endulzar

Por obligación, cuando miramos lo que comemos también observamos la cantidad de azúcar que tomamos. Las recetas de este libro son poco azucaradas y mencionan varios «sustitutivos» (jamás edulcorantes):

1. **Miel:** por su sabor y su untuosidad.
2. **Sirope de arce:** por su índice glucémico bajo, que quiere decir que aumenta poco la glucemia, lo que limita la transformación de la energía en grasa bajo la piel.
3. **Fructosa:** extraída del azúcar de la fruta, se presenta en polvo, como el azúcar. Contiene la misma cantidad de calorías que el azúcar (400 por 100 g), pero tiene un

poder edulcorante mayor. Así pues, en lugar de 100 g, sólo hay que utilizar 60 g. Y el índice glucémico también es muy bajo.

AGAR-AGAR

Receta básica

2 g de agar-agar por 50 cl de agua

2. Mezcla y llevar a ebullición.

1. Añade el agar-agar en el agua fría.

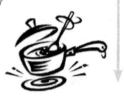

5. … en la nevera.

3. Cuando hierva, cuece durante 2 minutos.

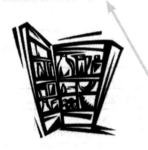

4. Vierte la preparación en un recipiente resistente al calor y deja que se enfríe…

AZÚCAR O «SUSTITUTIVO»

Azúcar o «sustitutivo»	Calorías/100 g	IG
Azúcar blanquilla o moreno	400	70
Miel	300	85
Sirope de arce	250	65
Fructosa	400 (pero con un mayor poder edulcorante, con lo que se suele utilizar 2 veces menos que de azúcar blanquilla)	20

Los preciosos moldes

Puedes divertirte mucho. Abre todos los armarios de la cocina y empieza a sacar todo lo que podría servir de molde. Cuanto más original, mejor. Están los recipientes básicos: moldes de terrinas rectangulares, pequeños moldes individuales, vasos bajos... También puedes utilizar pequeños cuencos y desmoldar el contenido para obtener pequeños semicírculos o copas de helado (y servir directamente). Asimismo, puedes recurrir a moldes de tarta originales (con forma de corazón, estrella, etcétera) o a piezas de la vajilla: copas de vino, vasos de agua grandes, tazas de café, entre otras cosas. Los vasos de tapas son perfectos: no son ni altos ni bajos, tienen una forma perfectamente cilíndrica y un diámetro considerable, y permiten que los colores de las preparaciones luzcan. En cualquier caso, son incluso útiles sin desmoldar.

El truco del «gran frío»

Para evitar la condensación en el interior de la nevera, espera siempre a que la preparación se haya enfriado o, al menos, esté tibia. Si tienes prisa, puedes acelerar el proceso poniendo agua fría en una bandeja (o en el fregadero tapado). Coloca el molde dentro y añade cubitos de hielo al agua. Cuando hayan transcurrido cinco minutos, la preparación se habrá enfriado y podrás introducirla en la nevera después de haber secado la base del molde.

Para un desmoldado perfecto

1. El primer truco, sobre todo para las preparaciones que se encuentran en un molde grande es el siguiente: cubre (o «forra», como se dice en el argot culinario) el molde con film transparente. No tengas miedo de cortar un trozo grande. Normalmente se suele utilizar más del que crees. Pégalo al molde alisándolo con los dedos y deja que sobresalga por encima de los bordes. Para desmoldar, bastará colocar el molde boca abajo encima de una bandeja, con cuidado de no dejar que el film que sobresale quede debajo.

2. La segunda posibilidad, sobre todo en el caso de los moldes individuales es la siguiente: pasa el molde por debajo del grifo, sacúdelo encima del fregadero y no dejes que se seque. Vierte la preparación directamente en su interior y, cuando haya cuajado en la nevera, separa los bordes con la punta de un cuchillo. Coloca un plato encima del molde y da la vuelta sujetando bien las dos cosas. Levanta el molde y ya está.

Cortes perfectos

Una gelatina clara, a base de caldo o zumo, es más frágil que una gelatina a base de compota o puré. Si contiene alimentos enteros (filetes de pescado, de pollo, etcétera), utiliza un cuchillo de sierra y deslízalo hacia delante y hacia atrás sin hacer demasiada fuerza. En cambio, para las terrinas a base de puré y que no contengan ningún tipo de «obstáculos», emplea un cuchillo liso. Pásalo por debajo del grifo y corta haciendo fuerza.

Atrévete con el caliente-frío

Por definición, las recetas que se preparan con agar-agar se sirven nada más sacarlas de la nevera. Pero puedes crear combinaciones caliente-frío cubriendo un flan de agar-agar con una salsa caliente, o mezclando pequeños dados fríos de una preparación de agar-agar con sopas calientes. La preparación de agar-agar no se fundirá como un helado de vainilla con salsa de chocolate caliente ni como los cubitos de hielo en una bebida. Como máximo, se reblandecerá ligeramente mientras degustas el plato…

El arte de la presentación

Un flan que se desmolda en medio de una bandeja es bastante triste, así que no dudes en acompañarlo de hierbas (cortadas finas o en juliana), dados de frutas o de verduras, ensalada verde o brotes jóvenes (espinacas, milamores, oruga…), germinados o salsas (*véanse* nuestras ideas ligeras en el apartado de la página 171).

Los sabores, ¡pero también los colores!

Cuando prepares postres sencillos a base de leche, agar-agar y miel (o sirope de arce o fructosa), ¡diviértete dándoles color! A los niños les encanta el flan de color rosa y tus invitados disfrutarán del sabor delicado del té verde.

Puedes elegir entre:

- verde: se obtiene con una cucharadita de polvo de té verde matcha (de venta en el departamento de las especias molidas).
- rosa: se consigue con 5 cucharadas de zumo de remolacha (en botella, de venta en las tiendas de productos ecológicos).
- amarillo anaranjado: se obtiene con ½ dosis de azafrán.

Estas cantidades sirven para la mezcla clásica de 50 cl de leche y 2 g de agar-agar.

Una buena conservación

En un lugar seco y protegido de las temperaturas excesivas (un armario de cocina es perfecto), una bolsita de agar-agar se conserva hasta dos años. Así que no dudes en comprar más de lo necesario, porque vas a tener tiempo para utilizarlo.

40 recetas con Agar-Agar

ENTRANTES

PLATOS PRINCIPALES

POSTRES

SALSAS

ENTRANTES

Canapés de pepino a la *mousse* de salmón

Para 4 personas
Preparación: 10 min
Cocción: 2 min
Refrigeración: 2 h

300 g de salmón al natural (en conserva)
30 cl de agua
1 cda de eneldo
1 cda de queso fresco 0%
4 g de agar-agar
1 pepino
sal y pimienta

Diluye el agar-agar en el agua fría. Mezcla con el salmón, la sal y la pimienta.

Ponlo en una cacerola, lleva a ebullición y deja que cueza durante 2 minutos sin dejar de remover.

Vierte la preparación en un plato, deja que se enfríe y reserva, como mínimo, 2 horas en la nevera.

Corta la gelatina en trozos grandes y mézclala con el eneldo y el queso hasta conseguir una *mousse* suave y espesa.

Lava el pepino, sécalo y córtalo en rodajas de unos 5 mm de grosor. Corona cada rodaja con la *mousse* de salmón.

✴ EL TOQUE OKI

El queso fresco se puede sustituir por tofu suave.

EL CONSEJO DEL CHEF

Para un canapé, no hay nada más ligero que una rodaja de pepino. También puedes presentar la *mousse* de salmón sobre unas hojas de endivia (las rojas incluso serán del mismo tono que el salmón) o unas hojas de lechuga muy crujiente. En cuanto a la decoración, corona cada canapé con una alcaparra, una ramita de eneldo o una hoja de perejil.

Caramelos de zanahoria confitados

Para 4 personas
Preparación: 10 min
Cocción: 2 min
Refrigeración: 2 h

500 g de puré de zanahoria
2 g de agar-agar
5 tostadas de pan de cereales, de fibra o de salvado
2 cdas de semillas de sésamo
sal y pimienta

En un cazo pequeño, diluye el agar-agar en el puré de zanahoria. Salpimienta. Lleva a ebullición y deja que cueza durante 2 minutos sin dejar de remover.

Vierte en una fuente rectangular hasta que tenga un grosor aproximado de unos 2 cm (si es necesario, utiliza más de una fuente). Deja que se enfríe y reserva, como mínimo, 2 horas en la nevera.

Tuesta las semillas de sésamo en una sartén antiadherente y remuévelas con una cuchara de madera hasta que empiecen a dorarse y liberen su aroma. Reserva en un plato grande.

Tritura las tostadas (introdúcelas en una bolsa de plástico y tritúralas con el rodillo de cocina). Mezcla con las semillas de sésamo.

Desmolda la placa de puré y córtala en dados regulares. Reboza cada dado por la mezcla de tostadas y sésamo, presenta en un plato pequeño y sirve.

✳ EL TOQUE OKI

El plato es perfecto con zanahorias y sésamo.

EL CONSEJO DEL CHEF

Sirve estas galletas de zanahoria en el aperitivo con picos de pan. Puedes adaptar la receta con cualquier verdura de textura algo harinosa: patatas, boniato, calabaza, corazones de alcachofa, habas, guisantes… O todavía mejor: prepara distintas galletas y sírvelas todas mezcladas.

Y si quieres llevar la farsa un poco más lejos, no añadas ni sal ni pimienta y sustitúyelas por 2 cdas de fructosa. ¡El engaño será casi perfecto!

Flan de berenjena con aceitunas

Para 4 personas
Preparación: 10 min
Cocción: 20-25 min
Refrigeración: 2 h

3 berenjenas
1 diente de ajo
100 g de queso fresco 0%
1 cda de aceite de oliva
4 aceitunas negras
2 g de agar-agar
2 cdas de perejil picado
sal y pimienta

Precalienta el horno a 210 °C con el grill encendido.

Lava y seca las berenjenas y pínchalas varias veces con un tenedor. Ponlas en el horno, bajo el grill, y deja que cuezan unos 20 minutos, dándoles la vuelta con frecuencia, hasta que estén asadas de manera homogénea.

Sácalas del horno y extrae la pulpa con la ayuda de una cuchara. Mézclala con el diente de ajo majado, la sal y la pimienta, y pon la preparación en una cacerola.

Deshuesa las aceitunas y córtalas en trozos pequeños.

Diluye el agar-agar en el puré de berenjena. Lleva a ebullición y deja que cueza durante 2 minutos sin dejar de remover.

Retira del fuego, añade el aceite y las aceitunas y deja que se enfríe un poco. Cuando esté tibio, añade el queso fresco y remueve bien.

Pon la preparación en los moldes individuales, deja que se enfríe y reserva, como mínimo, 2 horas en la nevera.

Desmolda y decora con perejil picado. Si lo deseas, puedes acompañarlo con salsa de tomate (*véase* la receta en la pág. 96).

☀ EL TOQUE OKI

El queso fresco se puede sustituir por yogur de soja.

EL CONSEJO DEL CHEF

No te olvides de pinchar la berenjena por todos los lados con el tenedor. Esta precaución evitará que estallen en el horno durante la cocción.

Flanes de verduras «dos gustos»

Para 4 personas
Preparación: 10 min
Cocción: 15-20 min
Refrigeración: 2 h

400 g de coliflor (sin los tallos)
400 g de zanahoria en rodajas
2 cdas colmadas de queso al ajo y a las finas hierbas ligero
2 cdas colmadas de nata líquida ligera 8 %
4 g de agar-agar
sal y pimienta

Cuece las verduras por separado en agua hirviendo con sal durante 15 minutos. Cuélalas. Bate la coliflor con el queso, la sal y la pimienta. Vierte en un cazo pequeño.

Bate las zanahorias con la nata, la sal y la pimienta. Pon la preparación en un cazo pequeño.

Diluye una bolsita de 2 g de agar-agar en el puré de coliflor, lleva a ebullición y deja que cueza durante 2 minutos sin dejar de remover. Aparta el recipiente del fuego.

Repite esta operación con la otra bolsita de agar-agar y las zanahorias.

Con una cuchara, reparte los purés de verduras en moldes individuales o vasos transparentes. Alisa la superficie. Deja que se enfríe y después reserva, como mínimo, 2 horas en la nevera.

Desmolda en los platos para que sean visibles los dos colores o, si hemos utilizado vasos, sirve directamente.

❋ EL TOQUE OKI

El queso de ajo y finas hierbas y la nata se pueden sustituir por nata de soja.

EL CONSEJO DEL CHEF

Cuando hayas entendido el principio, puedes repetir la operación con varios purés: apio, guisantes majados, calabaza, corazones de alcachofa, brócoli... ¡Tendrás problemas para decidir de qué dos gustos preparas los siguientes flanes!

El imprescindible huevo en gelatina

Para 4 personas
Preparación: 10 min
Cocción: 5 min
Refrigeración: 2 h

4 huevos ecológicos muy frescos
50 cl de agua
1 pastilla de caldo de verduras (ecológicas)
4 g de agar-agar
1 bote pequeño de verduras variadas
una pizca de mostaza
3 cdas de vinagre de vino
sal y pimienta

Diluye el agar-agar en el agua, añade la pastilla de caldo y lleva a ebullición. Cuece durante 2 minutos sin dejar de remover. Vierte 1 cm de gelatina en 4 moldes individuales (o cuencos pequeños) y resérvalos en la nevera para que la gelatina cuaje. Conserva el resto de la gelatina en el cazo.

Calienta el agua en un cazo hondo (muy práctico, porque evita que los huevos se toquen, aunque una cacerola grande también sirve) con el vinagre. Cuando empiece a hervir, casca los huevos y deja que cuezan durante 3 minutos. Sácalos con una espumadera con cuidado para que no se rompan y resérvalos en un plato.

Escurre las verduras y mézclalas con la mostaza.

Saca los moldes de la nevera y coloca un huevo pochado encima de cada uno. Reparte las verduras por encima y cubre con el resto de la gelatina. Deja que se enfríe y reserva, como mínimo, 2 horas en la nevera.

Sirve desmoldado y acompañado de una ensalada verde.

☀ EL TOQUE OKI

A los habitantes de Okinawa les encantan los huevos, preparados de cualquier forma pero, sin duda, seguro que sustituirían la mostaza por *wasabi*, una pasta verde elaborada a base de rábano (es mucho más «fuerte» que la mostaza más picante del mercado).

EL CONSEJO DEL CHEF

La textura de la gelatina no equivale a la del huevo en gelatina de la charcutería. ¿El motivo? En la charcutería hierven un pie de ternera para conseguir, gracias al colágeno, un caldo que se solidificará cuando se enfríe. Pero seguro que estamos de acuerdo en que nuestro agar-agar no tiene nada que ver con un pie de ternera.

No te olvides del vinagre: tiene la propiedad de acelerar la coagulación de las proteínas. O, en un vocabulario más común, evita que la clara se distribuya por el agua y contribuye a conseguir un huevo poché con una forma muy bonita.

Pequeños flanes de cabra «peso pluma»

Para 4 personas
Preparación: 5 min
Cocción: 3 min
Refrigeración: 2 h

200 g de queso fresco de cabra (en crema)
10 cl de nata líquida ligera 8%
20 cl de leche semidesnatada
2 g de agar-agar
1 cda de semillas de sésamo
4 puñados de brotes de espinacas
sal y pimienta

Bate el queso y la nata con un tenedor hasta que obtengas una mezcla espesa. Salpimienta.

En un cazo pequeño, diluye el agar-agar con la leche. Lleva a ebullición y cuece durante 2 minutos sin dejar de remover. Añade a la preparación de queso e incorpora con cuidado.

Reparte la preparación en moldes individuales, deja que se enfríe y reserva, como mínimo, 2 horas en la nevera.

Tuesta las semillas de sésamo en una sartén antiadherente durante 1 minuto, removiendo con una cuchara de madera para que no se quemen. Lava los brotes de espinacas y sécalos con cuidado.

Desmolda los flanes en platos individuales, distribuye el sésamo dorado por encima y decora alrededor con brotes de espinacas. Sirve de inmediato.

✳ EL TOQUE OKI

Puedes sustituir el queso fresco por tofu suave, la nata líquida por nata de soja y la leche por leche de soja.

EL CONSEJO DEL CHEF

Una variante: añade trozos de aceituna negra a la mezcla de queso justo cuando la retires del fuego. Aliña los brotes de espinaca con gotas de aceite de oliva.

Pequeños flanes de pepino con queso fresco y pimiento

Para 4 personas
Preparación: 10 min
Cocción: 2 min
Refrigeración: 2 h

400 g de pepino
5 briznas de estragón
½ pimiento rojo
250 g de queso fresco 0%
2 g de agar-agar
sal y pimienta

Para la salsa: 1 bote pequeño de tomate pelado en su jugo, 1 cdta de hierbas picadas (cebolleta, perejil, albahaca…), sal y pimienta

Pela el pepino, córtalo por la mitad a lo largo y saca las semillas con la ayuda de una cuchara. Corta la pulpa del pepino en trozos y tritúrala un poco. Deben seguir quedando trozos.

Ponlos en una cacerola, añade el agar-agar y mezcla bien para que se diluya. Lleva a ebullición y cuece durante 2 minutos sin dejar de remover. Aparta el recipiente del fuego.

Corta el pimiento rojo en tiras finas y vuelve a cortarlas para obtener dados de unos 2 mm (cuanto más pequeños, mejor). Pica las briznas de estragón. Bátelo todo en una ensaladera grande con el queso fresco. Incorpora la preparación de pepino y bate con fuerza con unas varillas.

Reparte el contenido entre los moldes individuales, deja que se enfríe y reserva, como mínimo, 2 horas en la nevera.

Para preparar la salsa: vacía el bote de tomate con el jugo en un vaso mezclador, salpimienta y tritura hasta conseguir una salsa fluida. Rectifica de sal.

Desmolda la gelatina y cubre con la salsa.

✳ EL TOQUE OKI

Puedes sustituir el queso fresco por 250 g de yogur de soja y la salsa de tomate por un chorrito de salsa de soja.

EL CONSEJO DEL CHEF

Para variar los placeres, prueba con eneldo: sírvelo con una rodaja de salmón fría (cocida al vapor). ¡Un dúo perfecto!

Vasos de guisantes

Para 4 personas
Preparación: 15 min
Cocción: 15-20 min
Refrigeración: 2 h

100 g de guisantes congelados
400 g de calabacín
1 diente de ajo
10 cl de nata líquida ligera 8 %
40 cl de agua
1 pastilla de caldo de verduras (ecológicas)
2 g de agar-agar
sal y pimienta

Corta los extremos de los calabacines y pélalos con la ayuda de un pelador (debe quedar por completo blanco). Córtalos en rodajas. Pela el diente de ajo y córtalo en 4 trozos. Cuece los calabacines y el ajo en abundante agua hirviendo con sal durante 15 minutos. Deben poder cortarse con la punta de un cuchillo.

Al mismo tiempo, cuece los guisantes en abundante agua hirviendo con sal durante 12 minutos. Escúrrelos de inmediato y pásalos por debajo del grifo para detener la cocción y conservar el color. Reserva.

Diluye el agar-agar en el agua, añade la pastilla de caldo y lleva a ebullición. Cuece durante 2 minutos sin dejar de remover. Aparta el recipiente del fuego.

Escurre los calabacines, bátelos con la nata líquida y luego incorpora, sin dejar de batir, la preparación de agar-agar. El resultado debe tener la consistencia de una crema clara. Salpimienta. Agrega los guisantes escurridos y mezcla (¡sin batir!). Vierte la preparación en vasos grandes, deja que se enfríe y reserva, como mínimo, 2 horas en la nevera.

Sirve directamente en los vasos con una cuchara larga.

✳ EL TOQUE OKI

En Okinawa, seguramente habrían utilizado *luffa*, pero nosotros nos conformamos con los calabacines. Puedes sustituir la nata ligera por nata de soja.

EL CONSEJO DEL CHEF

Un auténtico truco de chef en el que tal vez no hayas reparado: usa pimienta blanca... para evitar los pequeños puntos negros, que no tienen por qué ser estéticos en una crema clara. Es lo que hacen los cocineros cuando tienen que agregar pimienta a una bechamel, un puré, una crema...

La receta también se puede elaborar con guisantes en conserva, pero el resultado es mejor con guisantes congelados: se conservan crujientes y, en contraste con la crema blanca, su color verde intenso destaca mucho.

Tartaletas «extra ligeras» de zanahoria, champiñones y huevas de salmón

Para 4 personas
Preparación: 10 min
Cocción: 15-20 min
Refrigeración: 2 h

400 g de zanahorias
10 cl de nata líquida ligera 8%
2 g de agar-agar
4 champiñones frescos
4 cdtas de huevas de salmón
sal y pimienta

Pela las zanahorias, córtalas en rodajas y cuécelas en abundante agua hirviendo con sal durante unos 15 minutos. Deben poder cortarse con la punta de un cuchillo.

Tritúralas con la nata, la sal y la pimienta. Vierte la preparación en una cacerola.

Añade el agar-agar, mezcla enseguida y lleva a ebullición de nuevo. Cuece durante 2 minutos sin dejar de remover (utiliza una cuchara para llegar a todas las esquinas de la cacerola).

Vierte la preparación en los moldes de tartaletas individuales forrados con film transparente, dejar que se enfríen y reservar, como mínimo, 2 horas en la nevera.

Desmolda; para ello, cubre la tartaleta con un plato y dale la vuelta.

Seca los champiñones con cuidado, córtales el trozo sucio de la base y lamínalos.

Colócalos sobre las tartaletas, con la base hacia dentro, en círculo. En el centro, coloca las huevas de salmón. Sirve de inmediato.

✳ EL TOQUE OKI

Zanahorias y champiñones son ingredientes muy típicos en Okinawa. Sin embargo, allí habrían utilizado las setas *shiitake* (que nosotros también podemos encontrar, de vez en cuando, en las grandes superficies, en ocasiones con el nombre de «boletus de roble»).

EL CONSEJO DEL CHEF

Puedes sustituir las huevas de salmón, que son un poco caras, por surimi desmenuzado siempre que compruebes que contenga al menos un 35% de pescado y no demasiado azúcar.

Terrina dos coles

Para 4 personas
Preparación: 20 min
Cocción: 15-20 min
Refrigeración: 2 h

1 kg de coliflor (sin los tallos)
400 g de brócoli (sin los tallos)
200 g de queso ligero de ajo y finas hierbas
4 g de agar-agar
sal y pimienta

Cuece la coliflor en agua hirviendo con sal entre 15 y 20 minutos, hasta que esté tierna al pincharla con la punta de un cuchillo.

Al mismo tiempo, cuece el brócoli al vapor entre 8 y 10 minutos. También debe estar tierno, aunque no debe deshacerse. Deja que se enfríe.

Bate la coliflor con el queso, la sal y la pimienta hasta que obtengas un puré bien liso. Viértelo en una cacerola, añade el agar-agar y mézclalo con unas varillas.

Lleva a ebullición y cuece durante 2 minutos sin dejar de remover.

Vierte una base de puré de coliflor en un molde para terrina o un molde de *cake*, ambos forrados con film transparente.

Coloca el brócoli, en hilera, en medio de la terrina. Cubre con el resto del puré y nivela la superficie.

Deja que se enfríe y reserva, como mínimo, 2 horas en la nevera.

Desmolda en una bandeja y corta para que aparezca la forma del brócoli.

Opcional: sirve con una salsa de tomate bien fría (*véase* la receta en la pág. 96).

✵ EL TOQUE OKI

Puedes sustituir el queso fresco por nata de soja. Si lo haces, añade un diente de ajo al puré de coliflor.

EL CONSEJO DEL CHEF

Puedes invertir los papeles y preparar una terrina con puré de brócoli decorado con coliflor. ¡Sigue siendo «dos coles»!

Cuece el brócoli al vapor: se conserva más firme. ¿No tienes el accesorio para cocer al vapor? Coloca un colador encima de una olla.

Terrina jardinera

Para 6-8 personas
Preparación: 10 minutos
Cocción: 15-20 minutos
Refrigeración: 2 horas

200 g de guisantes (frescos o congelados)
250 g de zanahorias
250 g de nabos
50 cl de agua
2 pastillas de caldo de verduras (ecológicas)
4 g de agar-agar
sal y pimienta

Pela las zanahorias y los nabos, y córtalos en dados lo más regulares posible.

Añádelos al agua hirviendo con sal con los guisantes y deja que cuezan durante 15 minutos. Escúrrelos y pasa por el grifo.

Llena con los dados de verduras una terrina o un molde grande forrado con film transparente.

Diluye el agar-agar en el agua, añade las pastillas de caldo de verduras y lleva a ebullición. Cuece durante 2 minutos sin dejar de remover.

Vierte el caldo en la terrina, deja que se enfríe y reserva, como mínimo, 2 horas en la nevera.

Desmolda en una bandeja y córtalo.

❋ EL TOQUE OKI

¡Los habitantes de Okinawa cien por cien vegetarianos no rechazarían esta terrina!

EL CONSEJO DEL CHEF

Para que resulte todavía más fácil, puedes usar dados de zanahoria y nabos ya congelados.

Crema muy ligera de calabacín con dados de zanahoria

Para 4 personas
Preparación: 10 min
Cocción: 12 min
Refrigeración: 2 h

4 calabacines pequeños
2 cdas colmadas de queso ligero al ajo y las finas hierbas
40 cl de zumo de zanahoria
2 g de agar-agar
sal y pimienta

Lava los calabacines, corta los extremos y córtalos después en rodajas. Cuécelos en abundante agua con sal durante 10 minutos.

Durante este tiempo, diluye el agar-agar en el zumo de zanahoria, salpimienta y lleva a ebullición. Cuece a fuego fuerte durante 2 minutos sin dejar de remover con unas varillas. Aparta el recipiente del fuego. Vierte una capa de 1-2 cm en un plato cuadrado o rectangular. Deja que se enfríe y reserva, como mínimo, 2 horas en la nevera.

Bate los calabacines con un poco de caldo, el queso, la sal y la pimienta y, muy despacio, ve añadiendo caldo hasta que obtengas una consistencia de crema. Deja que se enfríe y reserva en la nevera.

En el momento de servir, corta la gelatina de zanahoria en pequeños dados (o, todavía más estético, en pequeños triángulos).

Sirve la crema en platos hondos, decora con los «dados» de zanahoria y sirve de inmediato.

✳ EL TOQUE OKI

Los habitantes de Okinawa habrían sustituido el queso ligero al ajo y las finas hierbas por nata de soja, y habrían utilizado *hechimas* en lugar de calabacines, pero aquí es casi imposible encontrar *hechimas*. Así pues, no cambiamos nada y disfrutamos.

EL CONSEJO DEL CHEF

En el momento de servir, esparce cebolleta picada sobre la crema.

En invierno, puedes servir la crema caliente y añadir los dados fríos en el último momento. No se fundirán, como los de agua, sino que se ablandarán un poco. Se trata de un caliente-frío muy original, aromático, refinado y muy ligero.

PLATOS PRINCIPALES

Coditos y lentejas en conchas

Para 8 moldes individuales
Preparación: 5 min
Cocción: 10 min
Refrigeración: 2 h

200 g de lentejas cocidas (en conserva)
75 g de coditos
200 g de jamón cocido en un único corte
4 cda de perejil picado
50 cl de agua
1 pastilla de caldo de verduras (ecológicas)
2 g de agar-agar
sal y pimienta

Pon los coditos en una olla con agua hirviendo con sal y cuécelos *al dente* (unos 7 minutos).

Mientras tanto, corta el jamón en dados. En una ensaladera, mézclalo con las lentejas escurridas y el perejil. Salpimienta.

Cuando la pasta esté cocida, escúrrela y añádela a las lentejas. Mezcla y reparte en los moldes individuales.

Diluye el agar-agar en el agua, agrega la pastilla de caldo de verduras, lleva a ebullición y cuece durante 2 minutos sin dejar de remover.

Incorpora el caldo, con cuidado, a los moldes. Deja que se enfríe y reserva, como mínimo, 2 horas en la nevera.

Desmolda en los platos de servir.

✳ EL TOQUE OKI

En Okinawa se come mucho cerdo, pero básicamente partes muy magras cocidas a fuego lento con verduras.

EL CONSEJO DEL CHEF

Si es posible, escoge coditos integrales.

No sólo son más ricos en fibra, con lo cual son mejores para la línea y la salud, sino que también añaden sabor de cereales al plato.

Acompaña los coditos de una ensalada verde, o mejor, de una ensalada de canónigos aliñada con unas gotas de aceite de nuez.

Flan de castañas y jamón

Para 4 personas
Preparación: 10 min
Cocción: 2 min
Refrigeración: 2 h

200 g de puré de castañas natural (en conserva)
30 cl de leche semidesnatada
2 g de agar-agar
una pizca de nuez moscada
2 lonchas de jamón cocido sin grasa
1 cda de perejil picado
sal y pimienta

En una cacerola, mezcla el puré de castañas y la leche hasta que obtengas una crema clara. Salpimienta, añade la nuez moscada y el agar-agar y mezcla bien.

Lleva a ebullición y cuece durante 2 minutos sin dejar de remover. Aparta el recipiente del fuego.

Corta cuatro tiras de jamón a lo largo (en total, 8 tiras). Colócalas en forma de cruz en el fondo de un molde forrado con film transparente.

Rellena los moldes con la crema de castañas y dobla los extremos del jamón hacia el centro.

Deja que se enfríe y reserva, como mínimo, durante unas 2 horas en la nevera.

Desmolda y decora con perejil picado.

✳ EL TOQUE OKI

Puedes sustituir la leche semidesnatada por leche de soja.

EL CONSEJO DEL CHEF

La receta también está deliciosa con lonchas finas de jamón del país. Si tienes la precaución de eliminar la grasa, estos flanes no serán ninguna herejía calórica.

Sírvelos con una ensalada verde aliñada con aceite de nuez. O incluso añade trocitos de nuez.

Terrina de pollo al estragón

Para 6-8 personas
Preparación: 15 min
Cocción: 15-20 min
Refrigeración: 2 h

4 pechugas de pollo
2 zanahorias
50 cl de agua
2 pastillas de caldo de verduras
10 cl de vino blanco
4 g de agar-agar
1 ramita de estragón
sal y pimienta

Pela las zanahorias y córtalas en rodajas finas.

Vierte el agua y el vino en una cacerola. Salpimienta, añade la ramita de estragón, las rodajas de zanahoria y las pastillas de caldo. Agrega las pechugas de pollo, lleva a ebullición y deja que se pochen durante 10-15 minutos.

Escurre y conserva el caldo. Deja que se enfríe. Corta el pollo en tiras en el sentido de las fibras de la carne. Vierte la preparación en una terrina y, entre capa y capa de pollo, coloca una capa de rodajas de zanahoria y estragón picado. Salpimienta ligeramente entre capa y capa.

Reserva 50 cl de caldo (incorpora agua si es necesario) y diluye el agar-agar. Lleva a ebullición. Cuece 2 minutos sin dejar de remover y vierte el caldo sobre el pollo.

Deja que se enfríe y reserva, como mínimo, 2 horas en la nevera.

Desmolda en una bandeja.

✳ EL TOQUE OKI

En Okinawa (como en todo Japón), el pollo y las zanahorias son productos básicos de su dieta sin los cuales seguramente no podrían vivir. Se corresponden más o menos al bistec y las patatas fritas en la cultura occidental.

EL CONSEJO DEL CHEF

Cuando se prepara el día anterior, esta terrina está incluso más buena, porque el pollo ha tenido tiempo de impregnarse de los aromas de la gelatina.

Timbales de bacalao anisado

Para 8 timbales
Preparación: 15 min
Cocción: 10-15 min
Refrigeración: 2 h

400 g de filetes de bacalao
1 bulbo pequeño de hinojo
1 tomate
4 aceitunas negras
50 cl de agua
2 g de agar-agar
1 cdta de semillas de hinojo
sal y pimienta

Llena una olla de agua y llévala a ebullición. Añade el pescado, tapa, aparta el recipiente del fuego y deja que repose durante 10 minutos. Mientras tanto, corta el bulbo de hinojo en dados y cuécelo 10 minutos al vapor.

Escurre el pescado y desmenúzalo con suavidad con los dedos. Deshuesa las aceitunas y córtalas en trozos pequeños. Corta el tomate en dados pequeños. Mezcla el hinojo escurrido con los dados de tomate, las aceitunas, la sal y la pimienta.

Diluye el agar-agar con el agua en un cazo, agrega las semillas de hinojo majadas (con un mortero o, simplemente, con la base de un vaso), lleva a ebullición y cuece durante 2 minutos sin dejar de remover.

Reparte el bacalao en los moldes forrados con film transparente y cubre con la mezcla de hinojo. Vierte el agar-agar, deja que se enfríe y reserva, como mínimo, 2 horas en la nevera.

Para servir, desmolda sobre una bandeja con la ayuda del film transparente.

✳ EL TOQUE OKI

Al menos, con el bacalao, no nos arriesgamos. En Japón, comen *fugu* (o pez globo), un pescado excepcional en términos de sabor pero que puede ser mortal si el cocinero no lo prepara con cuidado. En Japón aparecen varios casos de muerte (por suerte son pocos) después de un plato de *sushi* y *sashimi* mal preparado.

EL CONSEJO DEL CHEF

Una ensalada de oruga será el acompañamiento perfecto de estos timbales. Puedes elaborar la misma receta con filetes de trucha.

Timbal de pollo con exterior de pisto manchego

Para 6-8 timbales
Preparación: 5 min
Cocción: 10-15 min
Refrigeración: 2 h

300 g de pechuga de pollo
1 cebolla
1 diente de ajo
1 cda de aceite de oliva
4 g de agar-agar
15 cl de salsa de tomate (en bote de cristal; elige la que contenga
    menos lípidos)
850 g de pisto manchego (en conserva)
1 cdta de orégano
sal y pimienta
Para la decoración: perejil

Pela y corta el ajo y la cebolla. Corta las pechugas de pollo en dados.

Calienta el aceite de oliva en una sartén. Añade el ajo y la cebolla y saltea. Agrega el pollo, salpimienta y cuece 10 minutos a fuego fuerte removiendo con frecuencia.

Pon el pisto manchego y la salsa de tomate en un cazo, incorpora el agar-agar y el orégano, mezcla y lleva a ebullición. Cuece 2 minutos y aparta el recipiente del fuego.

Corta los dados de pollo en dados más pequeños si te han quedado grandes. Agrégalos al pisto, mezcla y reparte esta preparación entre los moldes o cuencos chinos. Deja que se enfríe y reserva, como mínimo, 2 horas en la nevera. Desmolda en los platos de servir y decora con perejil.

✳ EL TOQUE OKI

Como en la receta anterior, este timbal tiene cierto aire cretense, pero el espíritu de la cocina sana es el mismo: se basa en las verduras de baja densidad calórica y las fuentes de proteínas magras.

EL CONSEJO DEL CHEF

Se trata de un plato muy completo que se puede acompañar de una ensalada verde o de pasta hervida fría.

Si tienes tiempo, haz tú mismo el pisto. ¡Será mejor!

Para la versión sencilla, necesitarás: 2 cebollas, 2 dientes de ajo, 1 pimiento rojo, 1 pimiento amarillo, 2 berenjenas, 3 calabacines, 4 tomates muy maduros y una rama de tomillo. Córtalo todo en dados. Saltea el ajo y la cebolla con 2 cdas de aceite y después añade, en este orden, los tomates, los pimientos, los calabacines y las berenjenas. Desmenuza por encima la rama de tomillo, tapa y deja que cueza a fuego lento durante 20 minutos. Quita la tapa y cuece 10 minutos más, para que el líquido se evapore.

En la versión complicada, las verduras se cuecen por separado y sólo se mezclan al final. Es más larga, pero los puristas dicen que es mejor.

Timbal de salmón ahumado con puerros

Para 4 personas
Preparación: 10 min
Cocción: 12 min
Refrigeración: 2 h

400 g de puerros (parte blanca)
1 cda de aceite de oliva
2 cdas de nata líquida ligera 8 %
2 g de agar-agar
4 filetes de salmón ahumado
sal y pimienta

Lava los puerros y córtalos en rodajas finas. Calienta el aceite en una sartén y saltéalos un poco. Salpimienta. Baja el fuego, tapa y cuece 10 minutos removiendo con frecuencia. Deben estar tiernos.

Diluye el agar-agar con la nata y vierte en la sartén. Mezcla con cuidado con una cuchara de madera y espera a que vuelva a hervir. Cuece durante 2 minutos sin dejar de remover. Aparta el recipiente del fuego.

Forra los moldes con film transparente, coloca un filete de salmón ahumado en la base. El film y el salmón deben sobresalir por los bordes.

Rellena con la preparación de puerros. Dobla el salmón ahumado hacia el centro y deja que se enfríe. Reserva, como mínimo, 2 horas en la nevera.

Para desmoldar, coloca los moldes bocabajo en un plato y retira el film transparente.

✳ EL TOQUE OKI

Salmón y puerros: un binomio cien por cien Okinawa. Puedes sustituir la nata líquida por nata de soja.

EL CONSEJO DEL CHEF

Decora con un poco de eneldo picado y sirve con una ensalada verde.

Timbal niza para cinturas de avispa

Para 4 personas
Preparación: 10 min
Cocción: 2 min
Refrigeración: 2 h

150 g de arroz basmati cocido
3 tomates muy maduros
8 aceitunas negras
4 anchoas con aceite de oliva
150 g de atún natural
50 cl de zumo de tomate
2 g de agar-agar
sal y pimienta

Diluye el agar-agar con el zumo de tomate. Salpimienta, lleva a ebullición y cuece durante 2 minutos sin dejar de remover con una varilla.

Escurre las anchoas y mézclalas con el atún con la ayuda de un tenedor. Deshuesa las aceitunas y córtalas en trozos pequeños. Lava los tomates y córtalos en dados pequeños.

Mezcla todos los ingredientes en una ensaladera y añade, con cuidado, el zumo de tomate sin dejar de remover.

Distribuye la preparación en los moldes, deja que se enfríe y reserva, como mínimo, 2 horas en la nevera.

Desmolda en los platos de servir.

❋ EL TOQUE OKI

Elimina las anchoas y sustituye el atún natural por 200 g de carne de salmón natural (está disponible en la zona destinada a las conservas en las grandes superficies).

EL CONSEJO DEL CHEF

Sirve con una ensalada verde aliñada con un hilillo de aceite de oliva y decorado con hojas de albahaca.

Corona de calabaza con bacalao ahumado

Para 6-8 personas
Preparación: 10 min
Cocción: 15-20 min
Refrigeración: 2 h

400 g de filetes de bacalao ahumado
600 g de calabaza
1 hoja de laurel
40 cl de leche semidesnatada (+20 cl para la cocción del bacalao)
1 diente de ajo
½ cdta de comino en polvo
4 g de agar-agar
sal y pimienta

Corta la calabaza en dados. Pela el diente de ajo. Cuece la calabaza y el ajo en agua hirviendo con sal durante 15 minutos con la hoja de laurel.

Mientras tanto, pocha el bacalao en 20 cl de leche durante 10 minutos. Escurre.

Cuando la calabaza esté cocida, escúrrela y tritúrala con el comino, la sal y la pimienta.

Diluye el agar-agar en los 40 cl de leche restantes, lleva a ebullición y cuece durante 2 minutos sin dejar de remover. Añade muy lentamente a la calabaza sin dejar de remover. El puré debe quedar claro.

Desmenuza el bacalao con las manos. Añade los trozos resultantes al puré y después vierte la preparación en un molde con forma de corona. Deja que se enfríe y reserva, como mínimo, 2 horas en la nevera.

Sirve desmoldado en una bandeja redonda.

☀ EL TOQUE OKI

Los habitantes de Okinawa no habrían rechazado esta receta preparada con salmón fresco, aunque habrían utilizado leche de soja.

EL CONSEJO DEL CHEF

Presenta la corona de calabaza decorada con una mezcla de hojas: brotes de espinaca, mesclun, canónigos... Decora con cebolleta: su sabor a ajo resalta el dulzor de la calabaza.

Vaso de habas y gambas

Para 8 vasos
Preparación: 10 min
Cocción: 5-10 min
Refrigeración: 2 h

400 g de habas peladas congeladas
150 g de gambas, cocidas y peladas
1 pastilla de caldo de verduras (ecológicas)
40 cl de agua
2 g de agar-agar
una pizca de comino en polvo
300 g de queso fresco 0%
sal y pimienta

Cuece las habas en agua hirviendo con sal durante 5 minutos. Escurre. Reparte las gambas y una cuarta parte de las habas en los 8 vasos.

Diluye el agar-agar en el agua, añade la pastilla de caldo de verduras, lleva a ebullición y cuece 2 minutos sin dejar de remover. Vierte sobre las habas, deja que se enfríe (coloca los vasos en una bandeja con agua y hielo para acelerar el proceso) y reserva, como mínimo, 2 horas en la nevera.

Mientras tanto, tritura el resto de las habas con el comino y el queso fresco. Salpimienta. Reserva en frío.

En el momento de servir, vierte el puré encima de la gelatina y decora con unos granos de comino.

☀ EL TOQUE OKI

Puedes sustituir el queso fresco por la misma cantidad de yogur de soja.

EL CONSEJO DEL CHEF

Es mejor utilizar 8 vasos que 4. La capa de gelatina de habas y gambas debe ser bastante fina. Y así, siempre se puede repetir. Si te gustan los mejillones, también combinan a la perfección con las habas. En este caso, sustituye el comino por curry.

Acompaña los vasos con una ensalada verde variada (lechuga, maíz, tomates cereza…).

POSTRES

Áspic con fruta sin azúcares añadidos

Para 4 personas
Preparación: 3 min
Cocción: 2 min
Refrigeración: 2 h

200 g de fruta fresca (fresas, frambuesas, ciruelas, peras, melocotones...)
40 cl de zumo de uva
2 g de agar-agar

Corta las frutas en dados y colócalas en una ensaladera.

Diluye el agar-agar en el zumo de uva, lleva a ebullición y cuece durante 2 minutos sin dejar de remover.

Vierte sobre los dados de fruta, mezcla y pon la preparación en los moldes. Deja que se enfríe y reserva, como mínimo, 2 horas en la nevera.

Si lo deseas, puedes acompañar este postre con una crema inglesa (*véase* la receta en la pág. 174).

Utiliza cerezas y ciruelas, más típicas de Okinawa, o bien uvas, pera asiática, etcétera.

EL CONSEJO DEL CHEF

A partir de esta misma base puedes crear los áspics que quieras. Sustituye el zumo de uva por zumo de manzana, de naranja dulce, etcétera, y utiliza fruta de temporada. No hay que endulzarlo: la fructosa de las frutas y del zumo es más que suficiente. ¡Un auténtico postre para adelgazar!

Manjar blanco al azahar

Para 4 personas
Preparación: 3 min
Cocción: 2 min
Refrigeración: 2 h

50 cl de leche semidesnatada
2 g de agar-agar
1 cda de agua de azahar
3 cdas de sirope de arce
3 cdas de almendras molidas

Diluye el agar-agar en la leche fría. Añade el agua de azahar, el sirope de arce y las almendras molidas. Lleva a ebullición. Cuece durante 2 minutos sin dejar de remover.

Vierte en los moldes, deja que se enfríe y reserva, como mínimo, 2 horas en la nevera.

☀ EL TOQUE OKI

Puedes sustituir la leche semidesnatada por leche de soja.

EL CONSEJO DEL CHEF

Para una variante más caramelizada, sustituye las almendras molidas por avellanas molidas. En este caso, no añadas el agua de azahar, pero sí una cucharadita de achicoria.

Mermelada de fresa ligera

Para 2 botes
Preparación: 5 min
Cocción: 6-7 min
Refrigeración: 2 h

300 g de fresas
1 cda de fructosa
40 cl de zumo de uva negra o manzana
2 g de agar-agar

Retira el pedúnculo de las fresas, lávalas con cuidado bajo el grifo y córtalas en cuartos (o en octavos si son muy grandes).

Cuécelas durante 4-5 minutos en un cazo con un poco de agua y la fructosa.

En un vaso, diluye el agar-agar con el zumo de fruta, y luego agrega a las fresas removiendo con cuidado. Espera a que vuelva a hervir y deja que cueza 2 minutos sin dejar de remover con una cuchara. Aparta el recipiente del fuego, llena dos botes de cristal esterilizados y ciérralos de inmediato. Deja que se enfríe y reserva en la nevera.

Esta falsa mermelada se puede degustar al cabo de 2 horas y se conservará hasta una semana en la nevera. Es ligera y tiene una textura de gelatina, perfecta para acompañar quesos frescos, rebanadas de pan, *crêpes*...

❊ EL TOQUE OKI

Los habitantes de Okinawa no toman mermelada en el desayuno como nosotros, sino a las cuatro de la tarde, con un té de jazmín...

EL CONSEJO DEL CHEF

Siguiendo este mismo principio, puedes preparar falsas mermeladas de frutos rojos, cerezas, albaricoques, ciruelas Mirabel... La fruta debe estar muy madura para que sea muy gustosa y pueda deshacerse correctamente durante la cocción.

¡ATENCIÓN, SIN AZÚCAR!

Esta falsa mermelada se puede degustar al cabo de 2 horas. Es ligera y tiene una textura de gelatina, perfecta para acompañar quesos frescos, rebanadas de pan, *crêpes*...

Se conserva hasta una semana en la nevera con el bote cerrado. Al no llevar azúcar, no puede dejarse a temperatura ambiente: enmohecería en un instante.

Crema de fresa y ruibarbo

Para 4 personas
Preparación: 10 min
Cocción: 10-15 min
Refrigeración: 2 h

300 g de ruibarbo en trozos y pelado
200 g de fresas
2 cdas de sirope de arce
2 g de agar-agar
200 g de queso fresco 0%
1 bolsa de azúcar avainillado

Pon el ruibarbo en un cazo con un poco de agua y el sirope de arce. Cuece durante 10 minutos, mezclando de forma regular, hasta obtener una compota.

En un vaso, diluye el agar-agar con 5 cl de agua, añade a la compota y bate enseguida. Espera a que vuelva a hervir y cuece 2 minutos sin dejar de remover. Aparta el recipiente del fuego.

Corta las fresas en cuartos (o más trozos si son muy grandes) y agrégalas a la compota.

Reparte en moldes grandes (o vasos) transparentes, deja que la preparación se enfríe y reserva, como mínimo, 2 horas en la nevera.

En el momento de servir, bate el queso fresco con el azúcar y colócalo sobre la compota. Sirve enseguida.

✽ EL TOQUE OKI

Puedes sustituir el queso fresco por yogur de soja.

EL CONSEJO DEL CHEF

Fuera de temporada, utiliza ruibarbo congelado que, además, ¡ya viene pelado!

Crema de cacao «cero kilos»

Para 4 personas
Preparación: 3 min
Cocción: 2 min
Refrigeración: 2 h

50 cl de leche semidesnatada
40 g de cacao amargo
50 g de miel de acacia
una pizca de canela en polvo
2 g de agar-agar

Diluye completamente el cacao con un poco de leche fría en un cuenco pequeño.

Pon el resto de la leche en una cacerola grande y añade el agar-agar. Mezcla con una varilla para que se disuelva bien. Agrega la miel, la canela y el cacao diluido. Lleva a ebullición y conserva a punto de ebullición 2 minutos. Aparta la cacerola del fuego cada vez que la leche sube y vuelve a ponerla de nuevo cuando baje.

Reparte la crema de chocolate en tazas o moldes, deja que se enfríe y reserva, como mínimo, 2 horas en la nevera.

Se puede servir directamente en las tazas o se puede desmoldar en un plato.

Puedes sustituir la leche semidesnatada por leche de soja.

EL CONSEJO DEL CHEF

Puedes sustituir el cacao y la miel por 100 g de chocolate negro cortado en trozos. Añádelo a la leche caliente después de haber cocido el agar-agar. Deja que repose durante 5 minutos, y después bate con la varilla. Se fundirá perfectamente.

También se pueden añadir, a gusto del consumidor, ralladura de naranja, 1 cdta de jengibre rallado, hojas de menta fresca, café soluble…

Cúpulas de melón con frambuesas y almendras doradas

Para 4 personas
Preparación: 10 min
Cocción: 2 min
Refrigeración: 2 h

1 melón francés grande (Charentais)
75 g de fructosa
2 g de agar-agar
200 g de queso fresco 0%
200 g de frambuesas
3 cdas de almendras fileteadas

Corta el melón por la mitad, retira las semillas y pélalo. Pesa 500 g de pulpa y bátela con la fructosa.

Vierte la preparación en una cacerola, añade el agar-agar y mezcla bien para que se diluya. Lleva a ebullición y cuece 2 minutos sin dejar de remover. Aparta el recipiente del fuego y deja que se enfríe.

Seca las frambuesas y desecha las que no estén en perfectas condiciones. (Si es posible, no las laves. El agua también elimina el sabor).

Tuesta las almendras fileteadas en una sartén antiadherente. Remueve constantemente para evitar que se quemen. Aparta la sartén del fuego cuando estén doradas y desprendan un olor agradable.

Bate el queso fresco en una ensaladera y, sin dejar de remover, añade poco a poco el melón. Vierte en cuencos chinos y reserva, como mínimo, 2 horas en la nevera.

Desmolda en platos individuales, rodea las cúpulas con frambuesas y decora con almendras fileteadas.

Una nota de color: sirve con una salsa de frutos rojos (*véase* la receta en la pág. 173).

❋ **EL TOQUE OKI**

Puedes sustituir el queso fresco por 250 g de yogur de soja.

EL CONSEJO DEL CHEF

¿Te ha sobrado un poco de melón? Tritúralo con un poco de fructosa y zumo de limón para obtener un jugo y acompañar un plato de queso fresco o una macedonia.

Falsas *panacottas* de mango

Para 4 personas
Preparación: 10 min
Cocción: 2 min
Refrigeración: 2 h

1 mango grande muy maduro
20 cl de leche semidesnatada
10 cl de nata líquida ligera 8 %
2 g de agar-agar
3 cdas de sirope de arce

Corta el mango por la mitad, retira el hueso y pélalo. Pesa 300 g de pulpa y tritúrala.

Vierte el puré de mango en un cazo y añade la leche, la nata líquida, el sirope de arce y el agar-agar. Bate y lleva a ebullición. Cuece durante 2 minutos sin dejar de remover.

Pon esta preparación en cazuelitas de barro (o, en su defecto, en moldes individuales), deja que se enfríe y reserva, como mínimo, 2 horas en la nevera.

Sirve directamente en las cazuelitas.

Puedes sustituir la leche semidesnatada y la nata líquida por leche y nata de soja.

EL CONSEJO DEL CHEF

Aromatiza la *panacotta* con cardamomo, ya que su aroma ligeramente picante marida a la perfección con el dulzor del mango.

Flan de frijoles «especial bikini»

Para 4 personas
Preparación: 5 min
Cocción: 1h + 2 min
Refrigeración: 2 h

50 g de frijoles
50 g de fructosa
25 cl de leche de coco
25 cl de leche semidesnatada
2 g de agar-agar

Cuece los frijoles en una olla grande con agua hirviendo durante 1 hora. Cuando haya transcurrido este tiempo, prueba uno; tiene que estar tierno.

En otra olla, diluye el agar-agar con la leche de coco y la leche semidesnatada. Añade la fructosa, lleva a ebullición y cuece durante 2 minutos sin dejar de remover.

Escurre los frijoles, agrega a la mezcla de las leches y tritura. Reparte la crema en vasos o moldes transparentes, deja que se enfríe y reserva, como mínimo, 2 horas en la nevera.

Sirve en los vasos o los moldes.

Puedes sustituir la leche de coco por nata líquida de soja y la leche semidesnatada por leche de soja.

EL CONSEJO DEL CHEF

Si quieres una receta más ligera, utiliza sólo 50 cl de leche semidesnatada. La leche de coco aporta un sabor delicado y untuosidad al resultado final, pero contiene más lípidos. (En conjunto, este postre no es nefasto desde un punto de vista calórico; tú decides).

Pastel de arroz «mini calorías»

Para 4 personas
Preparación: 5 min
Cocción: 20 min
Refrigeración: 2 h

60 cl de leche semidesnatada
50 g de arroz redondo
½ vaina de vainilla
50 g de miel de acacia
2 g de agar-agar

Vierte 40 cl de leche en un cazo, añade la miel y la media vaina de vainilla abierta, y calienta hasta que empiece a hervir. Agrega el arroz, baja el fuego y cuece 16 minutos removiendo de vez en cuando.

Saca la vaina de vainilla, extrae los pequeños granos negros de su interior con un cuchillo e incorpóralos al arroz.

En un cuenco, diluye el agar-agar con el resto de la leche fría y añádela al arroz. Lleva a ebullición de nuevo y cuece durante 2 minutos sin dejar de remover.

Reparte en los moldes, deja que se enfríe y reserva, como mínimo, 2 horas en la nevera.

Sirve con una salsa de frutos rojos o de albaricoque (*véanse* las recetas en las págs. 173-174).

☀ EL TOQUE OKI

Puedes sustituir la leche semidesnatada por leche de soja, y la vainilla por canela. En cuanto al arroz redondo, es ligeramente pegajoso, como el que utilizan en Okinawa.

EL CONSEJO DEL CHEF

Lava la vaina de vainilla que has empleado y deja que se seque. Puedes añadirla a cualquier bote de azúcar (o fructosa) y lo aromatizarás de inmediato.

Helado de albaricoque

Para 4 personas
Preparación: 10 min
Cocción: 2 min
Refrigeración: 3 h

300 g de albaricoques
20 cl de nata líquida ligera 8 %
3 cdas de sirope de arce
2 g de agar-agar

Lava y seca los albaricoques. Retira el hueso y tritúralos.

Pon el puré obtenido en una cacerola y añade la nata líquida y el sirope de arce. Mezcla con una varilla y después diluye el agar-agar. Lleva a ebullición y cuece durante 2 minutos sin dejar de remover.

Vierte en una cubeta de helado (lavada con agua caliente y seca) y deja que se enfríe 3 horas en el congelador. Pasa el helado resultante a un cuenco grande y vuelve a batir durante 2 minutos. Vuelve a ponerlo en la cubeta y reserva en el congelador hasta el momento de servir.

Se puede acompañar de una salsa de albaricoque (*véase* la receta en la pág. 174).

Puedes sustituir la nata líquida por nata de soja, y servir las bolas de helado con té verde.

EL CONSEJO DEL CHEF

La gran ventaja de este helado es que no se descongela nunca. Como mucho, adquiere una consistencia de flan. Un consejo de degustación: sácalo del congelador 10 minutos antes de consumirlo.

Para una textura más delicada, añade dados de orejones de albaricoque después de haber triturado la mezcla.

Mini marquesas con cerezas

Para 4 personas
Preparación: 10 min
Cocción: 2 min
Refrigeración: 2 h

500 g de cerezas deshuesadas
50 cl de leche semidesnatada
50 g de fructosa
1 huevo
1 cda grande de maizena
varias gotas de aroma de almendra amarga
2 g de agar-agar

Diluye el agar-agar en 10 cl de leche fría. En un cazo, bate el huevo con la fructosa y la maizena hasta que esté bien ligado. Lleva el resto de la leche al punto de ebullición con el aroma de almendra amarga y viértela, poco a poco y sin dejar de remover, sobre la preparación de huevos y azúcar.

Reserva en el cazo, añade la leche con el agar-agar y deja que espese a fuego lento, sin dejar de remover, unos 2 minutos. No debe hervir.

Aparta el recipiente del fuego cuando la crema cubra la cuchara, añade las cerezas y mezcla.

Reparte en los moldes, deja que se enfríe y reserva, como mínimo, 2 horas en la nevera.

Desmolda en platos individuales. Se pueden acompañar de una salsa de frutos rojos (*véase* la receta en la pág. 173).

❋ EL TOQUE OKI

Puedes sustituir la leche semidesnatada por leche de soja.

EL CONSEJO DEL CHEF

Fuera de temporada, utiliza cerezas congeladas. Descongélalas siguiendo las instrucciones del paquete y escúrrelas bien antes de incorporarlas a la mezcla. Cuidado, antes de añadirlas tienen que estar descongeladas, aunque preferiblemente a temperatura ambiente, para no alterar la solidificación homogénea del agar-agar. Otra versión igual de deliciosa: con ciruelas Mirabel maduras y perfumadas. Utilízalas en forma de orejones.

Cremoso de manzanas y ciruelas

Para 4 personas
Preparación: 5 min
Cocción: 15-20 min
Refrigeración: 2 h

600 g de manzanas (tipo Canadá)
4 ciruelas
1 cda de sirope de arce
2 g de agar-agar
una pizca de canela en polvo

Pela las manzanas, quítales el corazón y córtalas en dados pequeños. Ponlas en una cazuela con la canela, el sirope de arce y un vaso de agua. Tapa y cuece 10-15 minutos removiendo de vez en cuando, hasta que las manzanas estén cocidas y tiernas.

Bate con fuerza con unas varillas o un tenedor hasta conseguir una textura de compota. Añade el agar-agar, vuelve a batir con las varillas y lleva a ebullición de nuevo; cuece 2 minutos sin dejar de remover. Aparta el recipiente del fuego y deja que se enfríe.

Mientras tanto, retira el hueso de las ciruelas y córtalas en dados pequeños con unas tijeras. Añádelas a la compota, reparte en los moldes y deja que se enfríe. Reserva, como mínimo, 2 horas en la nevera.

Desmolda en platos individuales. Si lo deseas, puedes acompañar el postre de crema inglesa (*véase* la receta en la pág. 174).

☀ EL TOQUE OKI

En Okinawa, en lugar de ciruelas habrían utilizado las judías *azuki* cocidas, unas judías rojas y pequeñas de textura harinosa que tanto les gusta usar en recetas dulces. ¿Te apetece? Puedes sustituir las ciruelas por dos cucharadas de judías *azuki* cocidas.

EL CONSEJO DEL CHEF

Las manzanas Canadá son ideales para preparar compota, porque se deshacen durante la cocción. Pero si prefieres una textura lisa sin tropezones, tritura la compota sin ningún complejo y no modifiques la receta.

Mousse de limón con pomelo rosa

Para 4 personas
Preparación: 15 min
Cocción: 2 min
Refrigeración: 2 h

2 pomelos rosa
50 cl de leche semidesnatada
4 g de agar-agar
1 cdta de ralladura de limón
1 cda de sirope de arce
4 hojas de menta fresca

Diluye el agar-agar en leche fría. Añade la ralladura de limón y el sirope de arce y lleva a ebullición. Cuece durante 2 minutos sin dejar de remover. Vierte en una bandeja grande, deja que se enfríe y reserva, como mínimo, 2 horas en la nevera.

Pela los dos pomelos y separa los gajos intentando no romperlos. Reserva en un colador para que se escurran.

Cuando hayan transcurrido dos horas, desmolda la gelatina de leche y limón y córtala en dados grandes. Bátelos durante 1 minuto hasta que obtengas una crema ligera y untuosa.

Reserva cuatro gajos de pomelo y reparte los demás en los vasos (pequeños o grandes, pero transparentes). Cubre con la *mousse* de limón y decora cada vaso con un gajo de pomelo y una hoja de menta fresca.

Sirve muy frío.

✳ **EL TOQUE OKI**

Puedes sustituir la leche semidesnatada por leche de soja.

EL CONSEJO DEL CHEF

Elige siempre limones ecológicos, sobre todo si vas a utilizar la piel. Para una «limpieza» correcta, cortar la piel en tiras y déjalas 30 segundos en un cazo con agua hirviendo. Escurre y repite la operación. Después, seca con un papel absorbente y ya está lista para su uso.

Pequeños *fondants* de tapioca con fresas

Para 4 personas
Preparación: 10 min
Cocción: 15-20 min
Refrigeración: 2 h

50 cl de leche semidesnatada
40 g de perlas de Japón «especial sopas y postres» (tapioca)
4 cdas de sirope de arce (o 40 g de fructosa)
2 g de agar-agar
Para el jugo: 300 g de fresas y 2 cdas de sirope de arce

Hierve 30 cl de leche con el sirope de arce (o la fructosa). Añade las perlas de Japón y cuece a fuego lento (no debe llegar a hervir) durante 15 minutos, removiendo de vez en cuando. Aparta el recipiente del fuego.

En otro cazo, diluye el agar-agar con el resto de la leche. Lleva a ebullición y cuece durante 2 minutos sin dejar de remover.

Agrega la leche con agar-agar a la leche con las perlas de Japón, mezcla con cuidado y reparte entre los moldes. Deja que se enfríe y reserva, como mínimo, 2 horas en la nevera.

Mientras tanto, lava las fresas y sécalas con cuidado. Tritura con el sirope de arce para obtener el jugo de fresas.

Desmolda los pequeños *fondants* (las perlas de Japón están en la parte superior) y sírvelos cubiertos de una salsa de fresas.

✳ EL TOQUE OK!

Puedes sustituir la leche semidesnatada por leche de soja.

EL CONSEJO DEL CHEF

En las grandes superficies, las perlas de Japón están junto a las sopas y pasta. Estas pequeñas bolitas blancas se vuelven transparentes cuando se cuecen y son crujientes cuando las mordemos. Encontrarás dos variedades: la versión «tradicional», elaborada a partir de fécula de patata, que tiene que cocer 30 minutos, y la versión «especial sopas y postres», preparada a partir de fécula de mandioca, que sólo necesita una cocción de 15 minutos.

Macedonia con infusión de verbena

Para 4 personas
Preparación: 15-20 min
Cocción: 2 min
Refrigeración: 2 h

200 g de ciruelas Mirabel secas
200 g de orejones de albaricoque
200 g de ciruelas de Damasco secas
200 g de cerezas deshuesadas
2 bolsitas de infusión de verbena
50 cl de agua
2 cdas de miel de acacia
2 g de agar-agar

Hierve 30 cl de agua. Viértela sobre las bolsitas de infusión, tapa y deja que repose durante 15 minutos.

Diluye el agar-agar en el resto del agua. Hierve, añade la infusión de verbena (sin las bolsitas) y la miel y cuece 2 minutos sin dejar de remover. Aparta el recipiente del fuego.

Mezcla la fruta en una ensaladera y cúbrela con la infusión. Deja que se enfríe y reserva, como mínimo, 2 horas en la nevera.

En el momento de servir, corta la gelatina y cháfala con un tenedor hasta que obtengas una especie de granizado. Sirve con una cuchara.

☀ EL TOQUE OKI

A los habitantes de Okinawa les encanta la fruta. Sus pasiones son: las ciruelas, las cerezas, los nísperos, los *nashis* (híbridos de manzana y pera), los *momos* (se asemejan a melocotones muy grandes y muy jugosos), los *yuzus* (limones grandes), los palosantos, las mandarinas, las naranjas, la uva... ¡Crea tu propia macedonia!

EL CONSEJO DEL CHEF

Puedes utilizar fruta congelada. En este caso, descongélala siguiendo las instrucciones del fabricante antes de usarla: deben estar a temperatura ambiente para no interferir en la solidificación del agar-agar.

Ensalada de mango con dados de té verde

Para 4 personas
Preparación: 25 min
Cocción: 2 min
Refrigeración: 2 h

2 mangos
50 cl de agua
2 bolsitas de té verde
50 g de fructosa
4 g de agar-agar

Pon las bolsitas de infusión en un cuenco. Hierve el agua, cubre las bolsitas y deja que la infusión repose 15 minutos.

Retira las bolsitas, vierte el té en un cazo y diluye el agar-agar. Añade la fructosa, lleva a ebullición y cuece 2 minutos sin dejar de remover. Aparta el recipiente del fuego y reserva en una o varias bandejas para obtener una base de líquido de 1,5 cm de grosor. Deja que se enfríe y reserva, como mínimo, 2 horas en la nevera.

Corta los mangos por la mitad, retira el hueso y pélalos. Corta la pulpa en dados y ponlos en una ensaladera.

Corta la gelatina de té en dados. (Se puede desmoldar antes de cortar). Agrégala al mango y remueve con cuidado. Sirve muy frío.

✳ EL TOQUE OKI

La combinación de mango y té verde es perfecta. ¡Estamos en Okinawa!

EL CONSEJO DEL CHEF

Si te gusta el aroma de la menta, puedes decorar el plato con varias hojas frescas. Destacarán la mezcla de sabores del mango y el té verde.

CUBITOS ADELGAZANTES

Vierte esta misma preparación de té verde en una cubitera. Cuando te hagas un zumo de fruta, añádelos como si fueran cubitos normales. ¡Descubrirás todas las virtudes del agar-agar!

Sopa de cerezas con gelatina de especias

Para 4 personas
Preparación: 10 min
Cocción: 10-15 min
Refrigeración: 2 h

500 g de cerezas
2 cdas de sirope de arce
50 cl de agua
½ cdta de canela en polvo
1 anís estrellado
½ vaina de vainilla
2 g de agar-agar

Deshuesa las cerezas. Ponlas en un cazo con el sirope de arce, la mitad del agua, la canela, el anís estrellado y la vaina de vainilla abierta. Lleva a ebullición, baja el fuego y cuece a fuego lento y tapado unos 10 minutos.

Escurre las cerezas y reserva el jugo. Vuelve a verter el jugo en el cazo. Retira el anís estrellado y la vaina de vainilla, y reparte las cerezas en vasos transparentes. Con un cuchillo, extrae las semillas negras de la vaina de vainilla y añádelas al jugo de cereza.

Agrega el resto del agua, diluye el agar-agar y lleva a ebullición. Cuece 2 minutos sin dejar de remover, aparta el recipiente del fuego y vierte sobre las cerezas. Deja que se enfríe y reserva, como mínimo, 2 horas en la nevera.

Sirve en los vasos con una cuchara larga.

❋ **EL TOQUE OKI**

Se trata de una sopa muy ligera y con pocas calorías. Es del todo fiel al espíritu de Okinawa.

EL CONSEJO DEL CHEF

Puedes preparar la misma receta sustituyendo las cerezas por bolas de melón (que se consiguen extrayendo la pulpa del melón con un sacabolas o cuchara parisina).

Tartaletas «más que ligeras» manzanas-higos

Para 4 personas
Preparación: 10 min
Cocción: 10-15 min
Refrigeración: 2 h

500 g de manzanas
2 cdas de sirope de arce
2 g de agar-agar
16 higos pequeños
hojas de menta fresca

Pela las manzanas y quítales el corazón. Córtalas y cuécelas en un cazo unos 10 minutos, tapadas, con el sirope de arce y un vaso de agua. Tienen que quedar tiernas.

Bátelas y vierte de nuevo la compota al cazo.

Añade el agar-agar, mezcla y vuelve a llevar a ebullición. Cuece 2 minutos sin dejar de remover con una cuchara para llegar al fondo y a todos los rincones.

Vierte en los moldes de tartaletas individuales forradas con film transparente, deja que se enfríen y reserva, como mínimo, 2 horas en la nevera.

Desmolda en un plato dando la vuelta a las tartaletas y vuelve a dar la vuelta sobre otro plato para que queden «del derecho».

Lava los higos, sécalos y pélalos. Reserva 4 de ellos y corta el resto en cuartos. Colócalos sobre las tartaletas con la pulpa hacia arriba y la punta hacia fuera, en forma de estrella. En el centro, pon un higo entero con la punta hacia arriba. Decora con hojas de menta y sirve enseguida.

Se pueden acompañar con crema inglesa o salsa de chocolate (*véanse* las recetas en la pág. 174).

✳ **EL TOQUE OKI**

Las manzanas y los higos son muy típicos de Okinawa.

> ### EL CONSEJO DEL CHEF
>
> Para ir más deprisa, utiliza compota de manzana natural. Y no dudes en modificar la receta, siempre partiendo de la misma base, y probar con compotas de pera, albaricoque, membrillo, o la fruta que prefieras.
>
> Como dato curioso hemos hecho cálculos y sabemos que una tartaleta «más que ligera» tiene 128 calorías. ¡Menos que algunos yogures de fruta de las tiendas! ¿Qué te parece? ¡Y está deliciosa!

Terrina de melocotón al jazmín «cintura de maniquí»

Para 4 personas
Preparación: 15-20 min
Cocción: 2 min
Refrigeración: 2 h

12 melocotones muy maduros
300 g de frambuesas
2 bolsitas de té de jazmín
30 cl de agua
30 cl de néctar de albaricoque
4 g de agar-agar

Pon las bolsitas de té en un cuenco. Hierve el agua, viértela sobre las bolsitas y deja que repose durante 15 minutos.

Mientras tanto, seca las frambuesas con cuidado y desecha las que estén deformadas. Corta los melocotones en cuartos, deshuésalos y pélalos. Corta cada cuarto en tres trozos.

Coloca los trozos de melocotón en una terrina, intercalándolos con las frambuesas.

Diluye el agar-agar en el néctar de albaricoque, añade el té de jazmín y llévalo a ebullición. Cuece durante 2 minutos sin dejar de remover y aparta el recipiente del fuego.

Cubre los melocotones con esta preparación, deja que se enfríe y reserva, como mínimo, 2 horas en la nevera.

Desmolda en una bandeja y sirve en porciones. Se puede acompañar con una salsa de frutos rojos o una crema inglesa (*véanse* las recetas en las págs. 173-174).

✳ EL TOQUE OKI

El té de jazmín es la bebida más habitual de Okinawa. Lo toman por la mañana y por la noche, se ofrece a los vecinos cuando van de visita y no pasan ni un día sin tomarlo.

EL CONSEJO DEL CHEF

Melocotón y jazmín, ¡una pura delicia! Pero escoge siempre la fruta muy madura, blanda al tacto y más perfumada.

No busques el azúcar en esta receta. No hay. ¡El néctar de albaricoque y el de los melocotones se encargan de endulzarla!

Caviar de frutos rojos

Para la decoración de un postre (pastel, macedonia...)

¿Ya está? ¿Ya eres adicto al agar-agar?¿Has probado todas las recetas, ya dominas la técnicas y quieres más? Para que te diviertas, aquí tienes la receta del «caviar de frutos rojos». ¿El resultado? pequeñas bolas de gelatina de color fucsia, que podrás utilizar para decorar macedonias, quesos frescos, pasteles, crêpes, compotas... Necesitarás un utensilio especial: una pipeta de pastelero (un frasco de plástico blando dotado de una pipeta cuentagotas). La idea es poder solidificar el jugo de frutas gota a gota.

Preparación: 20 min
Cocción: 2 min
No necesita refrigeración

20 cl de zumo de frutos rojos (embotellado)
4 g de agar-agar

Diluye el agar-agar en el zumo. Lleva a ebullición y cuece durante 2 minutos sin dejar de remover con una varilla.

Después, bátelo durante 1 minuto. Vierte la preparación en el frasco y deja que se entibie (no debe enfriarse del todo, porque no tiene que solidificar).

Llena varios vasos con aceite (preferiblemente de colza) y después, presiona con cuidado la pipeta para conseguir que una gota caiga en el primer vaso de aceite. Formará una pequeña bola, se solidificará e irá hasta el fondo. Repite la operación, gota a gota. No deben entrar en contacto unas con otras.

Deja que se enfríen completamente, vacía una parte del aceite y recupera las bolas con una cuchara. Ponlas en un vaso de agua fría. El aceite flotará en la superficie, con lo que será muy fácil eliminarlo con una cuchara. Por último, extrae las bolas. ¡El caviar está listo para utilizar!

SALSAS

Algunas de estas salsas aparecen en las recetas. Las demás, puedes probarlas…

Salsa de tomate exprés

Tritura el contenido de una lata pequeña de tomates pelados en su jugo con 1 cdta de hierbas picadas (cebollino, perejil, albahaca…), sal y pimienta. Si lo deseas, puedes añadir un hilo de aceite de oliva.

Salsa de guisantes

Tritura 500 g de guisantes cocidos con 20 cl de caldo vegetal caliente hasta que obtengas una salsa fluida. Si la deseas más clara, añade más caldo.

Salsa de queso fresco y mostaza

Mezcla una yema de huevo cocido con 2 cdas de queso fresco 0 % y 1 cda de mostaza antigua (en grano). Salpimienta ligeramente.

Salsa de nata de soja

Mezcla 15 cl de nata líquida de soja con 1 cda de salsa de soja y un poco de jugo de lima. Añade pimienta.

Salsa de yogur y ajo

Pela un diente de ajo y májalo en el mortero. Añade una pizca de comino en polvo o en grano, salpimienta y luego bátelo todo con un yogur 0 %.

Salsa clara de aguacate

Pela un aguacate, retira el hueso y tritura la pulpa con el zumo de un limón y 200 g de queso fresco 0 %. Salpimienta e incorpora 2 cdtas de cilantro o perejil picado.

Salsa de curry caliente

Calienta 30 cl de leche en un cazo, salpimienta y añade un poco de azafrán. En otro cazo, calienta 1 cda de aceite de oliva y la misma cantidad de harina y remueve continuamente durante 2 minutos. Agrega muy despacio la leche y mezcla hasta que la salsa espese. Aparta el recipiente del fuego.

Salsa de frutos rojos

Tritura 200 g de frutos rojos (descongelados si se compran congelados) con 2-3 cdas de sirope de arce. Si lo deseas, puedes pasar la salsa por el colador chino para eliminar las semillas.

Salsa de chocolate

Calienta 15 cl de leche semidesnatada con una pizca de canela. Cuando hierva, aparta el recipiente del fuego y añade 100 g de chocolate negro en trozos. Deja que se derrita sin dejar de remover con una espátula y después que se enfríe. Se puede servir fría o caliente. Si está demasiado espesa, se puede agregar leche.

Crema inglesa

Mezcla 3 yemas de huevo con 3 cdas de sirope de arce. Poco a poco, añade 25 cl de leche semidesnatada caliente, después viértela en un cazo y deja que espese a fuego lento sin dejar de remover (y, sobre todo, sin dejar que hierva). Cuando espese, aparta el recipiente del fuego y deja que se enfríe.

Salsa de albaricoque

Cuece 12 albaricoques deshuesados con ½ vaso de agua y 1 cda de sirope de arce durante 10 minutos, tapado. Tritura hasta que obtengas una salsa clara y deja que se enfríe.

Salsa de fresa

Lava 300 g de fresas, retírales el pedúnculo y sécalas con cuidado. Tritúralas y mézclalas con 2 cdas de sirope de arce.

Anexos

¿CUÁL ES TU IMC?

LAS ALGAS DE LA SALUD DE OKINAWA

LAS MEJORES FUENTES DE FIBRA SOLUBLE

TABLA CALÓRICA DE LOS ALIMENTOS
UTILIZADOS EN EL LIBRO

RESUMEN DEL ESTUDIO
«EFECTOS DE LA DIETA AGAR-AGAR
EN PACIENTES OBESOS
CON INTOLERANCIA A LA LACTOSA
Y DIABETES TIPO 2»

¿Cuál es tu IMC?

El IMC se calcula de una forma relativamente sencilla, pero para facilitarte las cosas, existe una tabla muy práctica.

Basta con buscar la correspondencia de altura y peso para determinar la posición de cada uno. Busca primero, en la columna vertical de la izquierda, tu altura.

Después, desliza el dedo hasta la columna de tu peso. Y desde aquí, sube hasta la primera hilera (IMC). ¡Ahí lo tienes!

Ejemplo: si mides 1,60 m y pesas 70 kilos (el ejemplo resaltado en la tabla), tu IMC es 27. Te sitúas entre 25 y 30 y, por tanto, tienes sobrepeso. Es importante que adelgaces hasta que te sitúes en un índice corporal «normal», es decir, entre 19 y 25. Intenta de todos modos no ir en dirección contraria y superar el IMC 30.

En caso de sobrepeso, es útil perder peso, por poco que sea. Cuanto más peso ganamos, más peligro corre la salud. Recuerda que incluso un sobrepeso mínimo aumenta el riesgo de sufrir enfermedades, y que la obesidad lo incrementa dos o tres veces más.

IMC	19	20	21	22	23	24	25	26	27	28	29
Altura	Peso (kilos)										
1,47	41,4	43,6	45,4	47,7	50	52,3	54,1	56,4	58,6	60,9	62,7
1,50	42,7	45	47,3	49,5	51,8	54,1	56,4	58,2	60,4	62,7	65
1,52	44,1	46,4	48,6	50,9	53,6	55,9	58,2	60,4	62,7	65	67,3
1,55	45,4	48,2	50,4	52,7	55,1	57,7	60	62,3	65	67,3	69,5
1,57	47,3	49,5	52,3	54,5	57,3	59,5	61,8	64,5	66,8	69,5	71,8
1,60	48,6	51,4	53,6	56,4	59,1	61,4	64,1	66,4	69,1	71,8	74,1
1,63	50	52,7	55,4	58,2	60,9	63,6	65,9	68,6	71,4	74,8	76,8
1,65	51,8	54,5	57,3	60	62,7	65,4	68,2	70,9	73,6	76,4	79,1
1,68	53,6	56,4	59,1	61,8	64,5	67,3	70,4	73,2	75,9	78,6	81,4
1,70	55	57,7	60,9	63,6	66,4	69,5	72,3	75,4	78,2	80,9	84,1
1,73	56,8	59,5	62,7	65,4	68,6	71,8	74,5	77,7	80,4	83,6	86,4
1,75	58,2	61,4	64,5	67,7	70,4	73,6	76,8	80	82,7	85,9	89,1
1,78	60	63,2	66,4	69,5	72,7	75,9	79,1	82,3	85,4	88,6	91,8
1,80	61,8	65	68,2	71,4	75	78,2	81,4	84,5	87,7	90,9	94,5
1,83	63,6	66,8	70	73,6	76,8	80,4	83,6	86,8	90,4	93,6	96,8
1,85	65,4	68,6	72,3	75,4	79,1	82,7	85,9	89,5	92,7	96,4	99,5
1,88	67,3	70,4	74,1	77,7	81,4	84,5	88,2	91,8	95,4	99,1	102,3
1,91	69,1	72,7	76,4	80	83,6	87,3	90,9	94,5	98,2	101,8	105,4
1,93	70,9	74,5	78,2	81,8	85,9	89,5	93,2	96,8	100,4	401,5	108,2

IMC	30	31	32	33	34	35	36	37	38	39	40
Altura	Peso (kilos)										
1,47	65	67,3	69,5	71,8	73,6	75,9	78,2	80,4	82,3	84,5	86,8
1,50	67,3	69,5	71,8	74,1	76,4	78,6	80,9	83,2	85,4	87,7	90
1,52	69,5	71,8	74,1	76,4	79,1	81,4	83,6	85,9	88,2	90,4	92,7
1,55	71,8	74,5	76,8	79,1	81,8	84,1	86,4	88,6	91,4	93,6	95,9
1,57	74,5	76,8	79,5	81,8	84,5	86,8	89,1	91,8	94,1	96,8	99,1
1,60	76,8	79,5	81,8	84,5	86,8	89,5	92,3	94,5	97,3	100	102,3
1,63	79,1	81,8	84,5	87,3	89,5	92,7	95	97,7	100,4	103,2	105,4
1,65	81,8	84,5	87,3	90	92,7	95,4	98,2	100,9	103,6	106,4	109,1
1,68	84,5	87,3	90	92,7	95,4	98,2	101,4	104,1	106,8	109,5	112,3
1,70	86,8	90	92,7	95,9	98,6	101,4	104,5	107,3	110	113,2	115,9
1,73	89,5	92,3	95,4	98,2	101,4	104,5	107,3	110,4	113,2	116,4	119,1
1,75	92,3	95	98,2	101,4	104,5	107,3	110,4	113,6	116,8	119,5	122,7
1,78	95	98,2	100,9	104,1	107,3	110,4	113,6	116,8	120	123,2	126,4
1,80	97,7	100,9	104,1	107,3	110,4	113,6	116,8	120,4	123,6	126,8	130
1,83	100,4	103,6	106,8	110	113,6	117,3	120,4	123,6	126,8	130,4	133,6
1,85	103,2	106,8	110	113,6	116,8	120,4	123,6	127,3	130,9	134,1	137,3
1,88	105,9	109,5	113,2	116,4	120	123,6	127,3	130,4	134,1	137,7	141,4
1,91	109,1	112,7	116,4	120	123,6	126,8	130,4	134,1	137,7	141,4	145
1,93	111,8	115,4	119,5	123,2	126,8	130,4	134,1	138,2	141,8	145,4	149,1

Entre 19 y 25: el índice es normal. Es lo ideal.

Por debajo de 19: estás delgado.

Entre 25 y 30: tienes sobrepeso.

Por encima de 30: estás obeso.

Comparación IMC Francia/EE.UU./Okinawa

Según el profesor Arnaud Basdevant, especialista en obesidad en Francia, el IMC medio de los franceses adultos es de 24,4, mientras que el de los habitantes de Okinawa se sitúa entre 19 y 22. Y el de los estadounidenses está entre 25,8 y 26,6. ¿No te parece grave? Echa un vistazo a esta tabla:

Para 1,70 m	IMC	Peso en kilos
Francia	24,4	70
Okinawa	20	57
EE.UU.	26	75

Las algas de la salud de Okinawa

En Okinawa no sólo se toma el alga agar-agar.

Aunque en Occidente nos parezca un poco extraño comer las sílfides del mar, son un ingrediente básico de la alimentación cotidiana en Okinawa.

En realidad es una cuestión cultural. Como desde un punto de vista alimentario no existen algas tóxicas, es motivo para añadirlas a la lista de productos comestibles. Además, algunas son auténticos tesoros marinos, que dejarán con la boca abierta a tus papilas gustativas. El kombu es el alga más importante en Okinawa, ya que sus habitantes la añaden a todo. El alga nori envuelve los *makis* (*sushi*). El hijiki, el aasa y el mozuku (respetuosamente apodadas «cabellos de ángel») también aparecen con frecuencia en sopas, tempuras y otras ensaladas. En cuanto al wakame, tiene muchos componentes que luchan contra la hipertensión. Pero no te prives del fucus, que ayuda a regularizar el equilibrio hormonal femenino y evita el desarrollo de cánceres hormonodependientes (mama, ovario y útero). Se lleva la palma de oro en cuanto a contenido en yodo, y el yodo es el combustible de la glándula tiroides; si le falta yodo, favorece el aumento de peso, la diabetes, los retrasos intelectuales importantes, el bocio, graves problemas de metabolismo y, en el caso femenino, predispone a tener unas mamas dolorosas y con nódulos.

Puedes comprar algas en las tiendas de dietética y cada vez es más frecuente poder adquirir preparados a base de algas (tipo «tartar de algas», absolutamente delicioso y comparable al *tapenade*) en determinados supermercados. Puedes empezar por la sal de algas. ¡Está en todas partes!

Las mejores fuentes
de fibra soluble

Ya hemos visto que, en gran medida, el agar-agar debe sus sorprendentes propiedades a su extraordinario contenido en fibras particulares.

Aunque en menor cantidad, otras verduras aportan fibra soluble, que crea una especie de gel en el sistema digestivo que ralentiza y limita la absorción de azúcares y grasas (es decir, colesterol). Por tanto, es indispensable un consumo cotidiano suficiente de fibra para mantener la línea y proteger la salud.

LAS MEJORES FUENTES DE FIBRA SOLUBLE

Agar-agar

Avena: copos, harina

Konjak

Legumbres: garbanzos, judías y lentejas

Frutas ricas en pectina: manzanas, cítricos, naranjas, pomelos, fresas

Cebada

Salvado de arroz integral

Café[6]

---

6. Estudios recientes han demostrado la presencia significativa de fibra soluble en esta bebida: con 3 tazas, se cubre el 10 % de las necesidades de fibra soluble. ¡Un porcentaje nada anecdótico! Referencia; Díaz Rubio ME *et al. J Agric Food Chem* 2007; 55(5): 1999-2003.

Tabla calórica de los alimentos utilizados en el libro

ALIMENTO	CALORÍAS/100 g
Agar-agar	335[1]
Albaricoque	42
Almendra	576
Atún	117 (al natural)
Bacalao (y otros pescados blancos)	80
Berenjena	18
Brócoli	25
Cabra (queso fresco)	79
Cacao	333[2]
Calabacín	15
Castaña	211
Ciruela (Mirabel)	52
Coliflor	21

Finas hierbas	¡0!
Frambuesa (y otros frutos rojos)	36
Gambas	98
Higos	64
Huevo	146
Judías pintas y lentejas	90
Mango	56
Manzana	49
Melocotón	40
Melón	48
Pepino	10
Pera	50
Pollo	108 (pechuga) / 140 (muslo)
Pomelo	30
Puerro	27
Queso fresco	46 (si es 0%)
Salmón	170 (fresco)
Té	¡0!
Tomate	15
Yogur	44 (si es 0%)
Zanahoria	33

1. Normalmente, entre 3 y 9, puesto que son 3 calorías por gramo.
2. 33 calorías por 2 cdtas.

Resumen del estudio

«*Efectos de la dieta agar-agar en pacientes obesos con intolerancia a la lactosa y diabetes tipo 2*»

Autores: Maeda, H.; Yamamoto, R.1; Hirao, K.1; Tochibuko, O.2

Fuente: Diabetes, Obesity and Metabolism, volúmen 7, número 1, enero 2005, págs. 40-46(7)

Objetivo:

El objetivo de este estudio era evaluar la eficacia de la dieta agar-agar en combinación con una dieta convencional (comida tradicional japonesa) en pacientes obesos con intolerancia a la lactosa y diabetes tipo 2. Métodos:

Después de un período de 4 semanas siguiendo sus dietas habituales, el conjunto de 76 pacientes se dividió en dos grupos. A uno se le asignó una dieta convencional y, al otro, una dieta convencional con agar-agar. Los dos grupos siguieron la dieta asignada durante 12 semanas. Antes y después del período experimental se les realizó un control de peso, índice de masa corporal (IMC), control glucémico, presión sanguínea, resistencia a la insulina, grasa corporal, distribución de la grasa y lípidos. Resultados: después de las 12 semanas, se comprobó un descenso en el peso, en el IMC, los niveles de glucosa en ayunas, la valoración del modelo de homeostasis y la resistencia a la insulina, y la presión sistólica y diastólica. Los pacientes del grupo que siguió la dieta del agar-agar presentaron una significativa reducción del HbA1c, de la zona de grasa visceral, de la zona de grasa subcutánea, del total de grasa en el cuerpo de la zona de insulina bajo la curva después de una prueba de tolerancia a la glucosa y de los niveles totales de colesterol. Después de 12 semanas, los cambios en el peso (-2,8 ± 2,7 kg contra -1,3 ± 2,3 kg, p = 0,008), en los valores del IMC (-1,1 ± 1,1 kg/m2 contra -0,5 ± 0,9 kg/m2, p = 0,009) y en el nivel total de colesterol (-7,6 ± 27,5 ml/dl contra +2,4 ± 23,4mg/dl, p = 0,036) fueron más significativos en el grupo que había seguido la dieta del agar-agar que en el que había seguido la dieta convencional.

Conclusiones: la dieta del agar-agar conllevó una mayor pérdida de peso gracias a una ingesta calórica reducida y a una mejora en los parámetros metabólicos.

Afiliaciones: 1: HEC Science Clinic, Isogo-ku, Yokohama-shi, Kanagawa, Japón 2: Departamento de salud pública, Universidad de Yokohama, Kanazawa-ku, Yokohama-shi, Japón.

Índice